肺炎

日本人の死因3位を占める新国民病

誤嚥・新型コロナ・COPD

呼吸器・感染症の名医が教える

最高の防ぎ方・治し方大全

文響社

はじめに

新型コロナウイルス感染拡大の中、「肺炎」という言葉を耳にすることが以前よりも増えているかと思います。

肺炎は細菌やウイルスに感染して起こるのが一般的です。また、発症数こそ少ないものの、環境中にいるカビや薬の副作用などによって引き起こされる肺炎もあります。

このように、肺炎といってもさまざまな種類があることを知っておきましょう。

肺炎の特徴の一つは、病気から体を守る免疫機能が低下した高齢者がかかりやすい病気であることです。しかも、高齢者の場合は重症化しやすく、ときには命をも失いかねません。実際に肺炎は、がん、心臓病に次ぐ日本人の死亡原因第3位（誤嚥《ごえん》性肺炎を含む）で、その95%以上を高齢者が占めています。

高齢者の肺炎の中には、ほかの年齢層ではあまり見られない誤嚥性肺炎が多いことも注視しなくてはなりません。加齢によって嚥下機能が低下するため、本来であれば口からのど、食道、胃へと進むべき飲食物が誤ってのどから気管へと入ってしまい、肺に炎症を起こすのが誤嚥性肺炎です。

肺炎を防ぐには、ふだんから免疫力の維持向上に努めましょう。栄養バランスの取れた食事を規則正しくとる、十分な睡眠時間を確保する、適度な運動をするといったいわゆる健康的な生活習慣が最も重要です。さらに、高齢者の場合は嚥下機能の低下を防ぐために、しっかりかんで食べ、飲み込みの訓練を行い、また口腔《こうくう》内を清潔に保つことも心がけましょう。

肺炎は高齢者に多い病気ですが、子供や若い人に全く無縁の病気かというと、決してそうではありません。マイコプラズマ肺炎のような非定型肺炎（非細菌性微生物によって起こる肺炎）は60歳以下の人や若い人に多く発症します。

年代を問わず、発熱や息切れ、動いたとき（労作時）の息苦しさ、倦怠《けんたい》感が現れたり、長引くセキとともにタンが増えたりしたときは肺炎を疑い、速やかに医療機関を受診してください。

新型コロナ禍《か》で人々の間に不安がますます広がる昨今、本書が肺炎の理解を深める一助になれば幸いです。


慶應義塾大学医学部呼吸器内科教授　福永興壱

解説者紹介　※掲載順

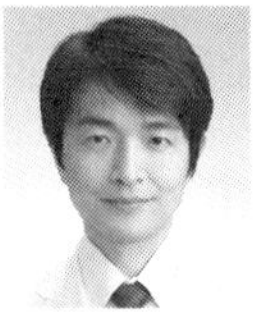

福永《ふくなが》興壱《こういち》 先生

慶應義塾大学医学部呼吸器内科教授

　専門は呼吸器内科全般、特にぜんそく・慢性閉塞性肺疾患 (COPD)、睡眠時無呼吸症候群。日本呼吸器学会の理事を務めており、肺炎など呼吸器病の治療のトップランナーとしても知られる。所属学会も多数。

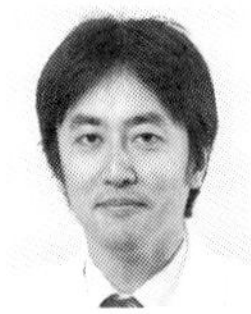

鎌田《かまた》浩史《ひろふみ》 先生

慶應義塾大学医学部呼吸器内科助教

　専門は呼吸器内科全般、特に炎症性肺疾患・呼吸器感染症。呼吸器の病に苦しむ患者さんを助けたいと日々診療に臨んでいる。日本内科学会総合内科専門医、日本呼吸器学会呼吸器専門医・指導医、日本アレルギー学会専門医など、所属学会多数。

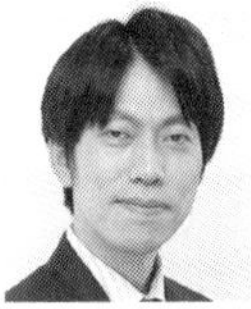

山本《やまもと》　寛《ひろし》 先生

東京都健康長寿医療センター呼吸器内科部長

　専門は呼吸器疾患全般・高齢者の肺がん。患者さんの日常生活を大切にする治療を行うとともに研究にも邁進している。日本呼吸器学会呼吸器専門医・指導医、日本呼吸器内視鏡学会気管支鏡専門医・指導医など。

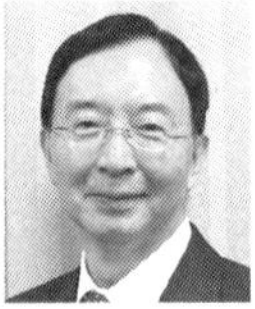

藤島《ふじしま》一郎《いちろう》 先生

浜松市リハビリテーション病院病院長

　リハビリテーション医学、嚥下障害の診療・研究における日本の第一人者として広く知られている。日本摂食嚥下リハビリテーション学会理事、日本嚥下医学会顧問・元理事長（嚥下相談医)、その他所属学会多数。

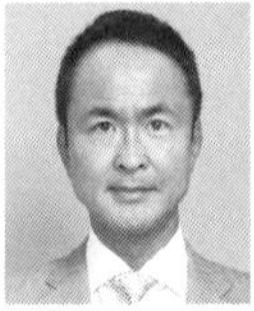

奥仲《おくなか》哲弥《てつや》 先生

国際医療福祉大学医学部教授
山王病院副院長・呼吸器センター長

　専門は呼吸器外科で呼吸器疾患全般。肺がん治療のエキスパートとして知られ、予防対策の普及も熱心に行っている。日本呼吸器外科学会呼吸器外科専門医・指導医、日本呼吸器学会呼吸器専門医など、所属学会も多数。

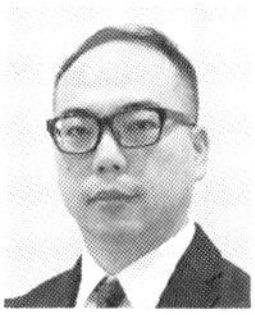

岡《おか》　秀昭《ひであき》 先生

埼玉医科大学総合医療センター
総合診療内科、感染症科・感染制御科教授

専門は肺炎をはじめ発熱患者さん全般の診断と治療、抗菌薬の正しい使い方の啓発、細菌やウイルスの感染症・HIV・結核。的確な診断・治療で信頼されており、後進の感染症教育にも尽力している。日本感染症学会感染症専門医・指導医、日本呼吸器学会呼吸器専門医など、所属学会多数。主な著書に『感染症プラチナマニュアル』など。

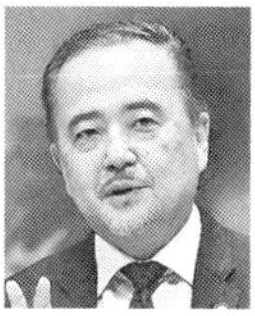

平《ひら》野《の》浩彦《ひろひこ》 先生

東京都健康長寿医療センター
歯科口腔外科部長・研究所研究部長

専門は高齢者歯科。特に病気の後遺症や認知症患者さんの歯科治療と口腔機能向上の研究に尽力。日本老年歯科医学会指導医・専門医、摂食機能療法専門歯科医、歯科医師臨床研修指導医など資格や所属学会も多数。

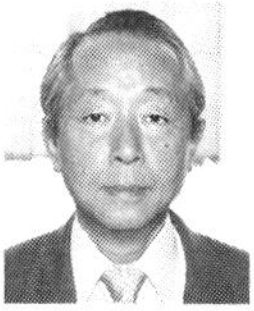

佐々木《ささき》英忠《ひでただ》 先生

東北大学医学部名誉教授　仙台富沢病院病院長

高齢者医療の発展のために診療を続け、患者さんに信頼されている老年医学の第一人者。日本老年学会名誉会員、日本老年医学会元理事長・名誉会員、日本口腔ケア学会相談役、前秋田看護福祉大学学長。

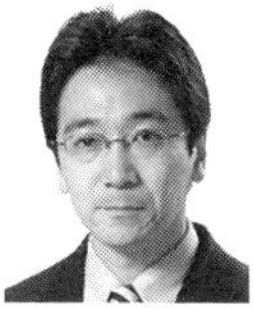

槻木《つきのき》恵一《けいいち》 先生

神奈川歯科大学副学長
同大学院歯学研究科長・環境病理学講座教授

歯科医師。専門は口腔病理診断学・唾液腺健康医学・環境病理学。テレビなどで口腔ケアの重要性と唾液の働きについてわかりやすい解説が好評を得ている。日本臨床口腔病理学会理事、日本食品免疫学会などに所属。

目次

第2章 要注意！危険な誤嚥性肺炎・COPD・新型コロナについての疑問18 …… 47

第3章 症状についての疑問12

第4章 検査・診察・診断についての疑問18 97

第5章 治療の進め方・抗菌薬治療についての疑問17 ……… 123

第6章 ワクチン接種についての疑問5 ……151

第1章

肺炎の種類や原因についての疑問22

Q1 肺炎とはどんな病気ですか？

肺は2リットル近い容積がある大きな臓器で、呼吸で酸素を取り込み、二酸化炭素を排出するという大切な仕事をしています。

肺が吸い込む外気にはホコリやチリ、化学物質、細菌、ウイルスなどが多量に含まれています。また、肺には酸素や二酸化炭素を運ぶ血液が出入りしています。体のどこかで傷を負った細胞や病原体に感染した細胞も血中に入り込み、必ず肺を通過します。**外気と血液の接点である肺は常に病原体にねらわれているのです。**そのため、肺にはさまざまな病気が発症します。その代表が肺炎です。

肺炎は、肺の末端にある袋状の組織「肺胞《はいほう》」を中心に起こる炎症のことです。肺炎にはたくさんの種類がありますが、一般に肺炎といえば細菌やウイルスなどの病原体に感染して生じる肺の炎症をいいます。

どうして病原体が肺に感染するのか、肺炎ではどのような症状が起こるのか、肺炎を防ぐにはどんな対策をすべきか、これらを考えるには呼吸器や肺のしくみを知っておくとわかりやすいでしょう。

呼吸器と肺のしくみ

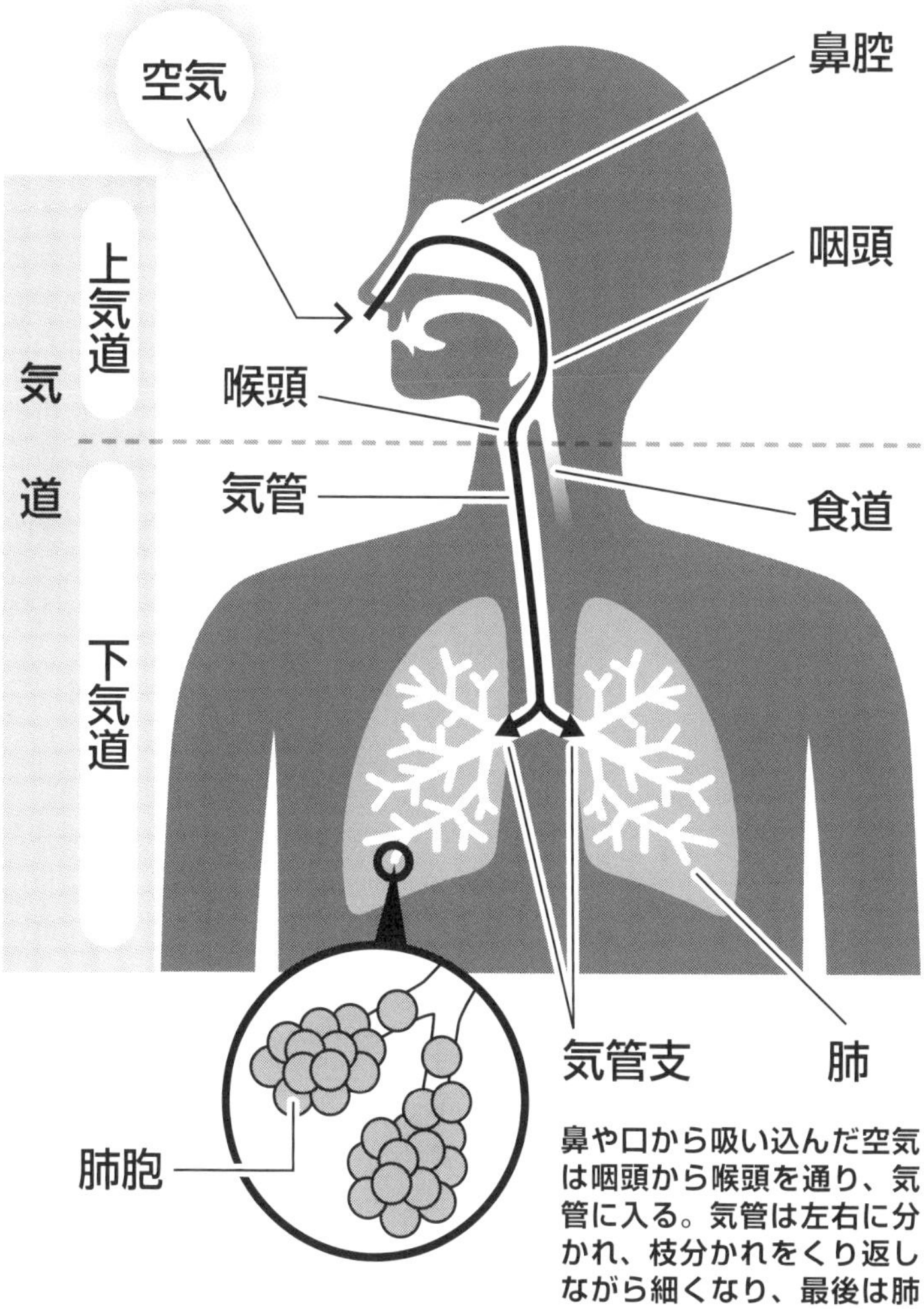

鼻や口から吸い込んだ空気は咽頭から喉頭を通り、気管に入る。気管は左右に分かれ、枝分かれをくり返しながら細くなり、最後は肺胞という小さな袋にたどりつく。ここで酸素と二酸化炭素のガス交換が行われる。

鼻（鼻腔《びくう》）や口から吸い込んだ空気は、咽頭《いんとう》から声門のある喉頭《こうとう》を通過します。喉頭の入り口にはふた（喉頭蓋《がい》）があり、飲食物を飲み込むときは自動的に閉じて飲食物が誤って気管に入るのを防いでいます。

気管は胸の真ん中あたりで二つの気管支に分かれて左右の肺に入ります。気管支は何度も枝分かれをくり返しながらだんだん細くなって、その先端は肺胞と呼ばれる小さな袋になっています。肺胞は両肺で約3億〜5億個もあり、ブドウの房のようにびっしりと連なっています。肺胞はごく薄い膜で覆われ、その外側には毛細血管が網の目のように張り巡らされ、ここで酸素と二酸化炭素のガス交換が行われます。

肺は枝分かれした気管支や肺胞、毛細血管などから構成されるユニットを指し、肋《ろっ》骨《こつ》などが組み合わさった胸郭《きょうかく》に収まっています。

鼻腔から肺に至る空気の通り道全体を気道と呼びます。さらに気道は、鼻腔から咽頭までを上気道、喉頭から気管支を下気道といいます。気道の内部は粘膜で覆われ、表面には線毛がびっしりと並んでいます。外気とともに侵入してきたホコリや細菌などの異物は気道を進むうちに粘液に絡め取られ、線毛の運動で食道へ飲み込ませたり、口へ戻したりします。しかし、うまく異物が除かれないときにセキが起こり、異物はタンとして排出されます。

（福永興壱）

Q2 肺になぜ炎症が起こるのですか？

外気を吸い込む呼吸器には、外気に含まれるホコリや細菌など、病原体となる異物が体内に容易に侵入しないようにいくつものバリアが設けられています。まず鼻毛がフィルターのような働きをします。そのフィルターをくぐりぬけた異物は気道に入り込みますが、そこには気道の粘液が待ち受けていて、異物を絡め取って排出します。それでもなお気道の粘液から逃れられた異物は肺の奥にある肺胞《はいほう》に侵入しようとします。すると、それを防ごうと免疫細胞（白血球）が必死に迎え撃ちます。

免疫細胞は異物との戦いの中で、例えば熱を発生させて体温を上げます。そのほうが免疫細胞はより活発に活動できるからです。また、闘いの結果、肺胞を覆う毛細血管から滲出《しんしゅつ》液が肺胞内に出てきます。滲出液の量が多いと肺胞内に酸素が入らなくなり、呼吸が苦しくなります。**このような免疫細胞が細菌やウイルスなどの異物を取り除こうとして起こる反応が炎症で、それが肺で起こっている**のです。

免疫細胞の力が異物よりも強ければ、炎症は治まります。しかし、異物の力が強いと炎症は続き、より強力になっていくと炎症は重篤《じゅうとく》化します。

（福永興壱）

Q3 肺炎は死因の上位だそうですが、年間どのくらいの人が亡くなっていますか？

肺炎は、日本が高齢化に突入した1970年ごろから増えはじめ、2011年に脳血管疾患《しっかん》を抜いて、日本人の死因の第3位になりました。その後、2017年に第5位になりましたが、これは肺炎と誤嚥《ごえん》性肺炎（Q23を参照）が分けて集計されるようになったためです。2019年のデータでは、肺炎と誤嚥性肺炎を合計した1年間の死亡者数は約13万6000人で、がん、心疾患に次いで、第3位となっています。

肺炎の死亡者できわ立つのが高齢者の多さです。高齢になるにしたがい死亡者数は急増し、肺炎の死亡者数の95%以上を65歳以上の高齢者が占めています。（福永興壱）

日本人の死因

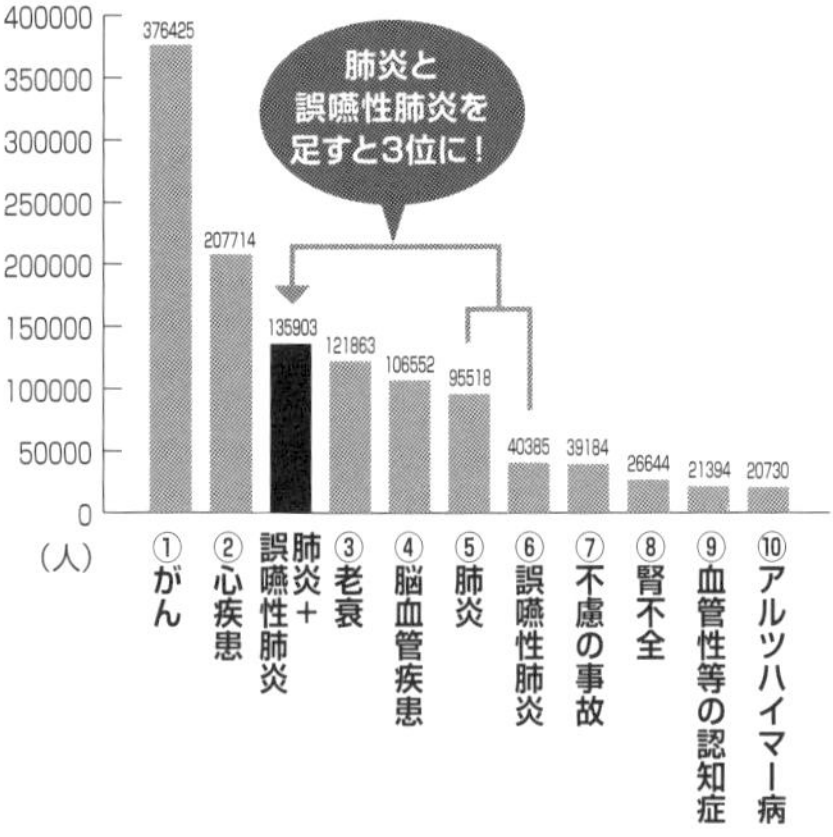

出典：厚生労働省「人口動態統計」（令和元年）

Q４ 肺炎は高齢者に多いそうですが、なぜですか？ 若者もかかりますか？

肺炎で亡くなる人のほとんどが高齢者であることからもわかるように（Ｑ３を参照）、肺炎は高齢者に多い病気です。その大きな理由として、**病気から体を守る免疫機能の低下**があげられます。

免疫機能に携わっている細胞にはいくつもの種類がありますが、中でも老化で影響を受けるのはＴ細胞です。Ｔ細胞は異物の侵入を知らせるサイトカインという物質を分泌《ぶんぴつ》したり、異物を破壊したりする働きをします。このＴ細胞は胸腺《きょうせん》で作られ、血液中に放出されますが、年齢を重ねると早くから胸腺が萎縮《いしゅく》したり機能低下が起こったりしてＴ細胞の数が減り、働き自体も低下します。

高齢者は、肺炎の中でも誤嚥《ごえん》性肺炎（Ｑ23を参照）になりやすいことがわかっています。誤嚥性肺炎は飲み込んだ飲食物が口の中にいる細菌といっしょに誤って気管に入り、肺に流れ込んで起こる肺炎です。通常、飲食物が気管に入ると、セキをして気管に吐き出そうとするのですが、**高齢者はこのセキ反射（咳嗽《がいそう》反射）が弱いため吐き出せず**

に誤嚥性肺炎のリスクが高くなります。

また、高齢者の場合、高血圧や糖尿病、心臓病などさまざまな持病を抱えていることが多く、こうした持病が要因となって肺炎を引き起こすこともあります。

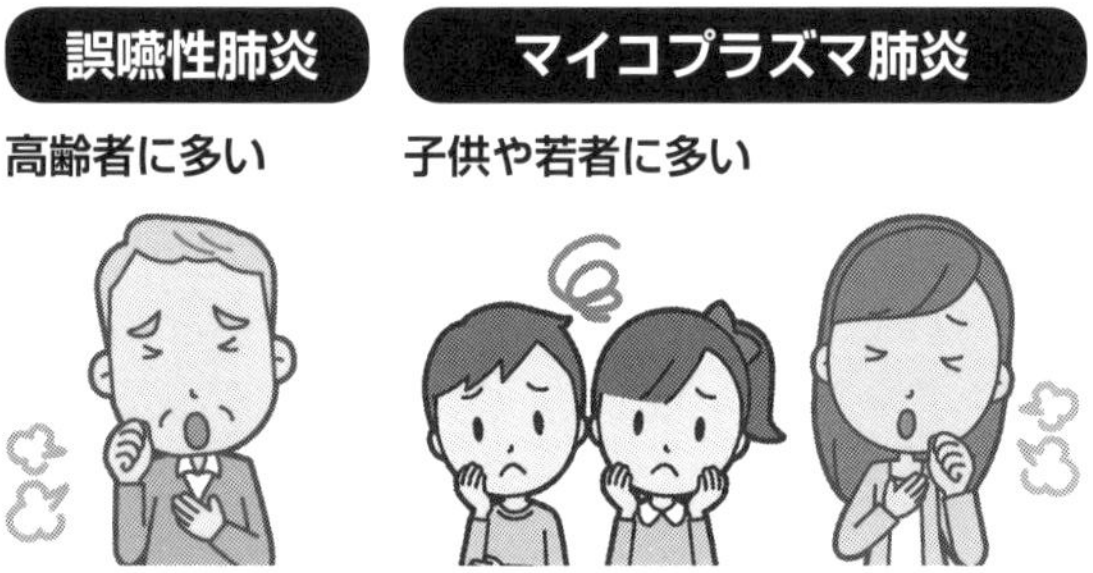
マイコプラズマ肺炎
子供や若者に多い
誤嚥性肺炎
高齢者に多い

ほかの年齢層よりも寝たきりの人が多いことも高齢者に肺炎を発症しやすくしています。寝たきりになると運動量が減るため、食事量も減少します。そうなると体全体に十分な栄養が行き渡らなくなるので、肺の機能や体力の低下を招きます。

では、肺炎は高齢者だけがかかる病気かといえば、決してそうではありません。例えば、マイコプラズマという細菌に感染するマイコプラズマ肺炎（Q19を参照）があります。この肺炎は高齢者を含めた成人よりも、子供や若者のほうが圧倒的に多く発症します。その大きな理由は、子供や若者は成人に比べて免疫機能が未発達だからです。

肺炎は高齢者に多く見られる病気ですが、子供だから、若者だから肺炎を気にしなくていいとはいえません。そのことはしっかり認識しておく必要があります。

（福永興壱）

Q5 ぜんそく持ちの人は肺炎にかかりやすいですか？

ぜんそくは主に空気の通り道である気管支の粘膜に慢性的な炎症が起こり、過敏になる病気です。過敏になった気管支はわずかな刺激を受けただけで気管支の内腔《ないくう》が狭まり、空気の通りが悪くなってぜんそく発作を起こします。

さて、ぜんそく持ちの人が肺炎になりやすいかという質問ですが、それはありません。ただし、ぜんそく持ちの人はぜんそく発作を抑えるために吸入ステロイド剤を使っていることが多く、**この吸入ステロイド剤に免疫を抑える作用があるため、その影響で肺炎を引き起こすことがまれにあります。**

とはいえ、吸入ステロイド剤の副作用で肺炎を合併する可能性は非常に低いです。ですから、**肺炎の合併が怖いからと吸入ステロイド剤を中止することは絶対にさけてください。**

なお、ぜんそく持ちの人が細菌やウイルスに感染して肺炎を発症すると、症状が悪化します。過労やストレスは免疫力を弱めるので十分に睡眠を取り、ストレスをためないように気をつけましょう。

（福永興壱）

Q6 高血圧や糖尿病の人、脳卒中を起こした人は肺炎が重症化しやすいとは本当ですか？

高血糖が続くと、外部から体内に侵入した細菌やウイルスなどの病原体を排除しようとする免疫の働きが衰えることが知られています。とりわけ、白血球の一種で、病原体を食べてくれる好中球の機能が十分に働かなくなります。そのため、**糖尿病の人は細菌やウイルスに感染しやすく、肺炎のリスクが高くなります。**また、免疫力の低下している糖尿病の人が肺炎を起こすと、なかなか治らないばかりか、重症化しやすいので注意が必要です。

脳卒中を起こすと嚥下《えんげ》機能が低下し、咀嚼《そしゃく》ができない、うまく飲み込めないなどの嚥下障害が生じやすくなります。誤嚥することが多くなり、誤嚥性肺炎（Q23を参照）を招きやすくなります。脳卒中後に誤嚥があると、誤嚥性肺炎になるリスクは約12倍高くなると報告されています。

一方、高血圧については、それ自体が肺炎を重症化させることはありません。

（鎌田浩史）

Q7 肺炎といっても種類があるようですが、くわしく教えてください。

肺炎にはさまざまな種類があり、分類法にもいろいろあります。

まず、肺炎の原因となる病原体によって、細菌が原因の「細菌性肺炎」、ウイルスによる「ウイルス性肺炎」（Q9を参照）、一般的な細菌やウイルスとは性質が異なる病原体による「非定型肺炎」（Q18を参照）の3種類に大きく分けられます。

次に、肺炎の発生場所で区別すると、「市中肺炎」と「院内肺炎」があります（Q8を参照）。市中肺炎は一般的な日常生活で感染して発症する肺炎を指すのに対し、主に体力の弱った人が医療機関でほかの病気の治療中などに感染する肺炎を院内肺炎といいます。さらに、炎症が起こる部位による分類もあります。一般的には、酸素と二酸化炭素を交換する肺胞《はいほう》に病原体が感染して炎症が起こる状態を肺炎といいます。しかし、肺胞のまわりにある間質と呼ばれる場所で炎症を起こす肺炎もあり、これを「間質性肺炎」（Q14を参照）といいます。

（鎌田浩史）

Q8 感染場所の違いによる「市中肺炎」と「院内肺炎」は何が違いますか？

市中肺炎はふだんの生活をしているときに感染して発症する肺炎です。一方、院内肺炎は、医学的な定義としては入院して48時間以上たって発生した肺炎を指します。

市中肺炎と院内肺炎の大きな違いは、原因の病原体の種類です。市中肺炎では肺炎球菌（Q10を参照）が最も多く、そのほかマイコプラズマ（Q19を参照）や肺炎クラミジア、インフルエンザ菌（インフルエンザと全く関係のない細菌）などがあげられます。院内肺炎では黄色ブドウ球菌、緑膿菌《りょくのう》、クレブシエラが主体となります。

病原体が異なるので、選択薬の種類も違ってきます。特に院内肺炎の場合、病原体は病院によって異なり、また病院内においても短期間で変化することがよくあります。例えば私が勤める慶應義塾大学病院では、定期的にどういう病原体で院内感染が起こっているかを調べてデータを集計しています。また、入院中の人は免疫力が低下していることが多く、院内肺炎を発症すると重症化する傾向があり、死亡率も市中肺炎に比べて数倍高いといわれています。

（鎌田浩史）

Q9 原因によって「細菌」「ウイルス」などがあるそうですが、どう違いますか？

肺炎を原因の病原体で大きく分けると、文字どおり細菌感染による「細菌性肺炎」、ウイルス感染による「ウイルス性肺炎」、そして少し特殊なタイプの病原微生物からの感染による「非定型肺炎（Q18を参照）」の三つがあります。

細菌性肺炎、ウイルス性肺炎や非定型肺炎では症状の現れ方が少し異なります。細菌性肺炎ではタンの出るセキが見られますが、ウイルス性肺炎、非定型肺炎ではタンのないセキが出ることが多いです。また、ウイルス性肺炎では、鼻水やのどの痛みなど一般的なカゼ症状に続き、筋肉痛や胸痛、倦怠感《けんたい》、吐きけ、嘔吐《おうと》などの全身症状も現れます。

それぞれの原因病原体の大きさも異なります。細菌性肺炎を引き起こす細菌の直径は約０・５〜３マイクロメートル（マイクロメートルは１メートルの１００万分の１）で、光学顕微鏡でなんとか観察できます。ウイルスはその細菌よりももっと小さく、10〜２００ナノメートル（ナノメートルは１メートルの10億分の１）で、電子顕微鏡でないと見られません。非定型肺炎の病原体は細菌の一種ですが、大きさはウイルスと同じくらいです。

また、**増殖のしかたにも違いがあります**。細菌（非定型肺炎の原因菌も含む）はＤＮＡ（遺伝情報の伝達に関与）とＲＮＡ（たんぱく質合成に関与）の両方の核酸を持ち、細胞分裂して自己増殖ができますが、ウイルスはＤＮＡあるいはＲＮＡしか持たず自分だけでは増殖できません。ウイルスが増殖するには宿主（感染者）の細胞に侵入して増殖するしかないのです。

１９２８年にペニシリンが発見されてからというもの、これまでに１００種類以上の抗生物質（抗菌薬）が開発されています。

例えば、肺炎の原因菌が肺炎球菌であることが明らかになれば、その肺炎球菌に有効な抗菌薬を用いることで治療できますし、ほかの細菌においてもなんらかの治療薬があります。しかし、例えばインフルエンザウイルスによって肺炎を発症した場合にはオセルタミビルリン酸塩（商品名「タミフル」）などの抗ウイルス薬で治療しますが、その効果はあまり大きくなく、また新型コロナウイルス感染症も劇的な効果が証明された治療薬は現時点ではありません*。したがって、ウイルス性肺炎の場合、基本的に患者さん自身の免疫力が病気と闘ううえで重要になります。

（鎌田浩史）

＊2020年12月15日現在

Q10 肺炎の原因菌の多くは「肺炎球菌」と聞きますが、どんな細菌ですか？

肺炎球菌は、日常生活で感染する市中肺炎（Q８を参照）の原因となる病原体で最も多く、約30％を占めます。

二つの球菌がくっついている双球菌で、一つの球菌は完全な球体ではなく、卵のような形をしているのが特徴です。また、表面は莢膜《きょうまく》という分厚い膜に包まれています。そのため、**体の免疫細胞の攻撃に強く、感染すると重症化しやすい傾向が見られます。**

肺炎球菌は乳幼児や健康な成人ののどや鼻に常在しています。しかし、免疫力が低下している高齢者がインフルエンザにかかり、気道の粘膜が傷ついて肺炎球菌が増殖したり、肺炎球菌が常在している乳幼児に接することで感染したりして、肺炎を引き起こします。

肺炎球菌は、肺炎以外にも、中耳炎《ちゅうじ》（耳の中耳と呼ばれる部分に炎症が起こる病気）や髄膜炎《ずいまく》（脳や脊髄を覆っている髄膜の部分に起こる炎症）、副鼻腔炎《ふくびくう》（鼻の穴の内側の鼻腔に隣接する副鼻腔に炎症が起こる病気）のときには肺炎球菌が血液中に入り込み敗

肺炎球菌が引き起こす主な感染症

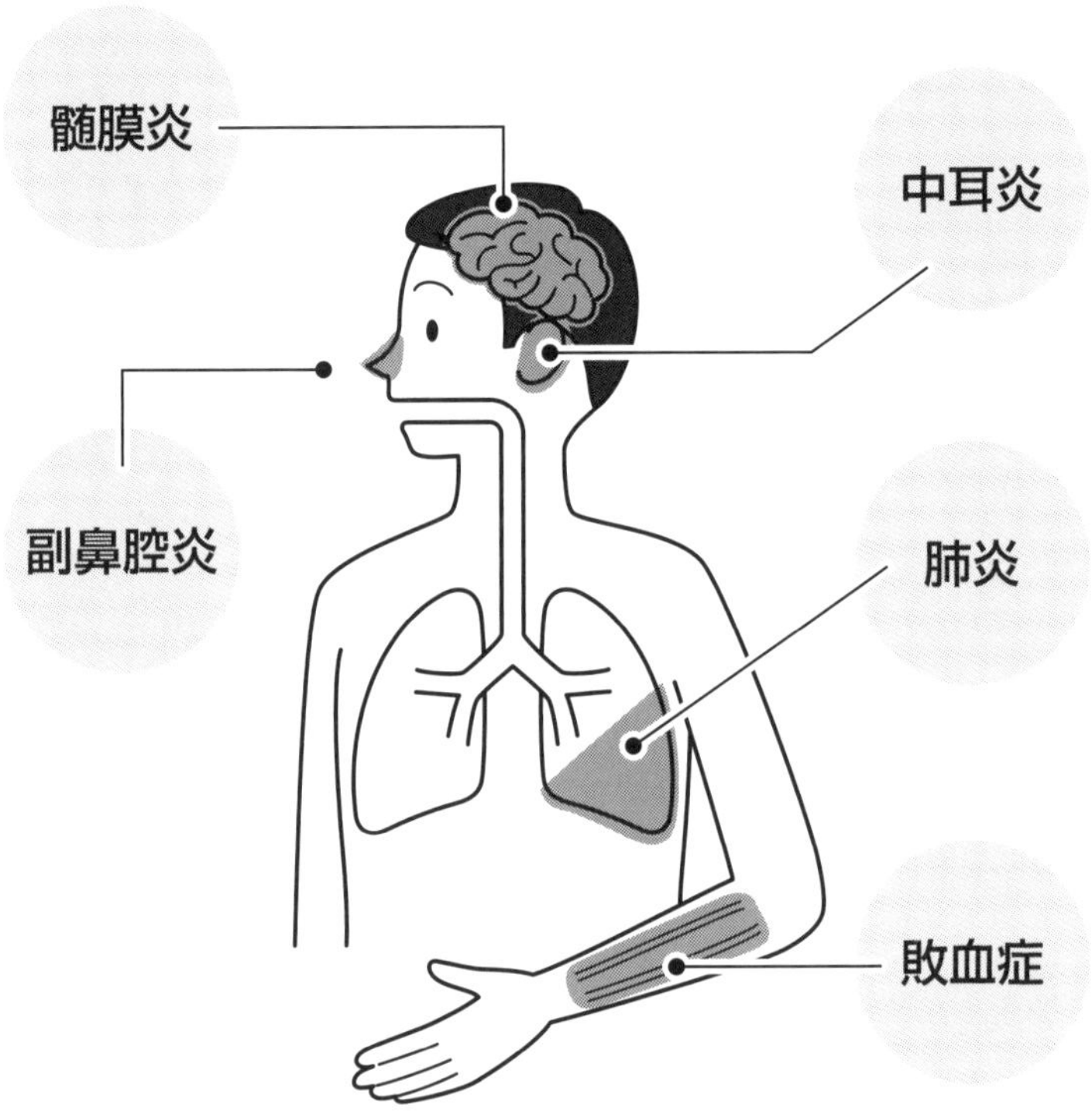

血症（Q49を参照）を発症させることもあります。

肺炎球菌による肺炎かどうかは喀痰《かくたん》検査（Q66を参照）で判断できます。治療には一般的にペニシリン系の薬が用いられます。また、高齢者では肺炎球菌感染症が重症化する場合が多いことから、肺炎球菌ワクチンの接種が推奨されています（Q90を参照）。

（鎌田浩史）

Q11 院内肺炎でよく聞く「MRSA」とは、どんな菌ですか？

M《エム》R《アール》S《エス》A《エー》はmethicillin《メチシリン》-resistant《レジスタント》 Staphylococcus《スタフィロコッカス》 aureus《アウレウス》の頭文字を取ったもので、「メチシリン耐性黄色ブドウ球菌」と訳されます（耐性とは、薬剤に抵抗する性質）。黄色ブドウ球菌は自然界に広く存在し、人の鼻や口の中、皮膚、腸管内などにも見られます。健康なときにはなんら悪さをしないのですが、傷口から侵入して感染を起こしたり、手の表面の黄色ブドウ球菌がくっついた食品を食べるなどして食中毒を引き起こしたりすることがあります。

黄色ブドウ球菌は当初、ペニシリンに感受性（細菌が薬剤の力に反応して負ける性質）があったのですが、ペニシリンを分解する酵素であるペニシリナーゼを産生するペニシリン耐性黄色ブドウ球菌が現れました。それに対して、ペニシリナーゼによって分解されない抗菌薬のメチシリンが開発されました。ところが、メチシリンに耐性のあるＭＲＳＡが出現したのです。

その後、メチシリンだけでなくほかのさまざまな薬にも耐性を持った多剤耐性菌の

ＭＲＳＡも出てきました。

ＭＲＳＡは人から人へ直接感染したり、人から器具や寝具を介して別の人に感染したりします。ＭＲＳＡに汚染された器具などから、医療従事者の手を介して、感染が広がることも少なくありません。また、シーツ交換や掃除のときにＭＲＳＡが空中に舞い上がり、それを吸って肺炎を起こすこともあります。実際、ＭＲＳＡは院内肺炎の原因菌の代表格です。

さらに近年、市中肺炎で院内のＭＲＳＡとは型の異なるＭＲＳＡが出現して問題となっています。

ＭＲＳＡがタンや便などから見つかっても、感染症状が出なければ治療の対象にはなりません。抗菌薬を使うと、またその耐性を持つＭＲＳＡが現れかねないからです。症状が出た場合には隔離のうえ、バンコマイシン塩酸塩やテイコプラニンなどの薬剤を用いた治療が行われます（Ｑ79を参照）。

ＭＲＳＡ肺炎を起こすと、重症化しやすいので注意が必要です。

感染を防ぐには、入院や通院している人はもちろん、入院患者を見舞う人も石けんやアルコール消毒液で手を清潔にすることを心がけてください。

（鎌田浩史）

Q12 肺炎を招くウイルスには、どんなものがありますか？

ウイルスが原因となって肺炎を起こす場合、大きく二つのケースがあります。

一つはウイルスがのどに感染してそれが気管や気管支に広がっていくケースです。 これを引き起こすウイルスとしてはインフルエンザウイルスやＲＳウイルス、ヒトメタニューモウイルス、アデノウイルス、そして世界規模で集団発生したＳＡＲＳ《サーズ》の原因ウイルスであるＳＡＲＳコロナウイルス、新型コロナウイルスなどがあげられます。

もう一つはウイルスが血流に乗って肺に行き、そこで炎症を起こすケースです。 これにはサイトメガロウイルス、水痘《すいとう》・帯状疱疹《たいじょうほうしん》ウイルス、単純ヘルペスウイルス、麻《ま》疹《しん》ウイルス、デングウイルスなどがあります。

こうしたウイルスに感染して起こるウイルス性肺炎は免疫機能が十分に発達していない５歳以下の小児や、免疫力が衰えている高齢者、入院患者、特にＩＣＵ（集中治療室）に入っている人に発症しやすいことがわかっています。一方、成人ではあまり多くありません。

（鎌田浩史）

Q13 毎冬流行するインフルエンザでも肺炎になりますか？

インフルエンザをきっかけに肺炎になることはあります。その場合、次の３タイプがあります。

一つめは、**インフルエンザウイルス自体が肺炎を引き起こすケース**で、比較的珍しいタイプです。インフルエンザ発症後、３日以内に急速に進行し、呼吸がしにくくなります。心臓や肺の病気を抱えている人や妊婦に多く見られます。

二つめは**インフルエンザの症状が改善し、その数日後に細菌感染して肺炎を起こす二次性細菌性肺炎**です。インフルエンザに感染してのどや気道の粘膜の防御機能が弱くなっているところに、鼻に常在していた肺炎球菌やインフルエンザ菌（インフルエンザと全く関係のない細菌）、ブドウ球菌などが肺で増殖し炎症を起こすもので、重症化しやすいので注意が必要です。

インフルエンザで亡くなる人の多くが二次性細菌性肺炎といわれています。高齢者や、腎臓《じんぞう》病、肝臓病、糖尿病などの持病がある人などに多く発症するので注意が必要です。インフルエンザに感染してから時間がたっているのでインフルエンザウイルスは検出されません。

三つめは**ウイルス細菌混合性肺炎です。インフルエンザの症状が改善しないまま肺炎を発症する**もので、気道からインフルエンザウイルスに加え、肺炎球菌やインフルエンザ菌（インフルエンザウイルスとは全くの別物）などが検出されます。二次性細菌性肺炎と同じように高齢者や持病を抱えている人に多く見られます。

インフルエンザによる肺炎を防ぐには、インフルエンザを早く治すことが重要です。薬が処方されたら医師の指示どおりに服用してください。栄養バランスのいい食事をとる、十分な睡眠を心がけることも大切です。

インフルエンザワクチンを接種するとインフルエンザの重症化を防ぐ効果が期待できます。肺炎を起こしやすい可能性が高い高齢者や慢性的な心臓病・糖尿病・腎臓病、COPD《シーオーピーディー》（慢性閉塞《へいそく》性肺疾患《しっかん》。Q29～32を参照）やぜんそくなどの呼吸器疾患がある人はワクチンの接種が特にすすめられます。

インフルエンザワクチンを接種すると、2週間後ぐらいからウイルスと闘う抗体が増えはじめます。インフルエンザの流行は1～2月ごろであることを考えると、12月中旬までに接種をすませるといいでしょう。

（鎌田浩史）

Q14 ウイルスは重症の「間質性肺炎」を招くそうですが、どんな肺炎ですか?

間質性肺炎は、一般の肺炎とは病変が起こる場所が異なります。通常の肺炎は肺の末端にある肺胞《はいほう》で炎症が起こりますが、間質性肺炎は肺胞を取り囲む壁部分の間質(主に肺を支える役割を担っている)で炎症が起こります。

間質性肺炎には原因が特定できる場合と、特定できない場合があります。特定できる原因には肉芽腫《にくげしゅ》と呼ばれる特徴的な病変組織が全身にできるサルコイドーシスや、鉱石や金属の粉塵《ふんじん》、ある種の薬剤、膠原病《こうげん》などがあります。

しかし、多くの間質性肺炎は原因不明の特発性間質性肺炎です。間質性肺炎というときは通常、特発性間質性肺炎を指します。特発性間質性肺炎にもいくつかの種類があり、中でも肺が厚く硬くなる「特発性肺線維症」が最も多いとされています。

間質性肺炎が進むと間質が厚くなり(線維化)、酸素を取り込みにくくなり、息切れがしたり、タンを伴わないセキ(乾性咳嗽《がいそう》)が出たりします。さらに進行すると肺胞が破壊されて、その部分は肺として機能しなくなり、場合によっては呼吸不全で日常生活に支障をきたすこともあります。

進行は一般的にゆるやかで、初期には症状が現れないことが多く、人間ドックなどで肺のＣＴ検査（コンピュータ断層撮影）をしたさいに見つかるケースがほとんどです。そのため、坂道や平地を歩くと息切れをするといった症状が自覚できたときには病気がある程度進行していることが少なくありません。また、数日〜１ヵ月ほどの間に急激に呼吸機能が悪化し、最悪の場合は命にかかわる状態になることもあります。

間質性肺炎の人はそうでない人に比べて肺がんを合併する割合が高いとされています。血液の運搬で肺と連結している心臓にも負担がかかり、肺動脈を流れる血圧が上昇する肺高血圧を合併することもあります。

間質性肺炎治療は進行を抑えることが中心となります。間質に起こった炎症を抑えるためにステロイド剤や免疫抑制剤を使ったり、間質の線維化を抑える抗線維化薬を用いたりする薬物療法が行われます。

間質性肺炎は喫煙と関係があると考えられています。特に特発性肺線維症の患者さんの多くが喫煙者です。間質性肺炎の予防には禁煙が欠かせません。

間質性肺炎と診断され、一定の条件が満たされると難病医療費助成制度を利用できます。担当医や市区町村の役所に問い合わせるといいでしょう。

（鎌田浩史）

Q15 「アレルギー性肺炎」とはなんですか？何が原因物質になりますか？

アレルギー性肺炎は、正式には「過敏性肺炎」といい、肺胞《はいほう》の壁に炎症が起こる間質性肺炎（Q14を参照）の一種です。過敏性肺炎は粉塵《ふんじん》や化学物質などをくり返し吸い込み、これらにアレルギー反応が起こることで発症します。

過敏性肺炎の原因物質はさまざまありますが、中でも多いのが浴室や台所などに繁殖するトリコスポロンというカビです。カビが繁殖しやすい夏に多く発症することから「夏型過敏性肺炎」と呼ばれます。

鳥のフンや羽毛でも過敏性肺炎が起こることがあり、これを「鳥関連過敏性肺炎」といいます。羽毛の場合は羽毛の表面についているブルームというたんぱく質がアレルゲン（アレルギー反応を起こす原因物質）になります。

夏になるとセキ込んだり発熱したりする、ダウンジャケットを着たり羽毛布団を使ったりすると同様の症状が現れるといった場合は過敏性肺炎が疑われます。症状が半年以上続くと慢性化し、悪化するので早めに受診してください。

（鎌田浩史）

Q16 関節リウマチの人は肺炎になりやすいというのは本当ですか?

自分の体の正常な組織を異物と誤認し、攻撃・排除しようとする病気を自己免疫疾《しっ》患《かん》といいます。関節リウマチは自己免疫疾患の一つで、主に関節にある滑膜《かつまく》（関節内を覆っている膜）が攻撃を受け、関節にはれや痛みなどの炎症を起こす病気です。

関節リウマチでは関節以外の組織でも炎症が起こることがあります。中でも多いのが、免疫細胞が誤って自分の肺の間質を攻撃してしまう間質性肺炎（Q14を参照）です。関節リウマチの進行状態と間質性肺炎の程度は必ずしも一致しません。関節リウマチの症状が軽くても重い間質性肺炎が起こったり、その逆で、関節リウマチが進行していても軽度の間質性肺炎だったりします。

関節リウマチの合併症としての間質性肺炎の多くは、無症状か軽度でゆっくりと進行します。しかし、まれに間質性肺炎が急速に悪化して呼吸困難が生じることがあります。この場合は、進行を抑えるためにステロイド剤や免疫抑制剤による治療が必要になります。

（鎌田浩史）

Q17 薬の副作用でも肺炎になるおそれがあるそうですが、どんな薬ですか?

どんな薬でも、有効に働く主作用と人体に有害に働く副作用が表裏一体となっています。薬の副作用の現れ方はさまざまですが、肺に有害な反応が生じることがあります。これを「薬剤性肺炎」といいます。

すべての薬に薬剤性肺炎を起こす可能性があります。臨床現場でよく見られるのがサプリメントと一部の漢方薬です。また、市販の総合感冒薬(カゼ薬)で起こることもあります。

診断するさいには、あらゆる肺炎の可能性を検討します。問診で服用している薬がないかを医師が必ず聞くのは、薬剤性肺炎でないかを判別するためです(Q55を参照)。

薬剤性肺炎は薬を使いはじめて1～2週間、あるいは2～3ヵ月で発症することが多いのですが、数年後に発症することもあります。

代表的な症状は発熱、タンを伴わないセキ(乾性咳嗽《がいそう》)、息切れ、倦怠《けんたい》感などで、重症の場合は呼吸不全に陥ることもあるので軽視は禁物です。

(鎌田浩史)

Q18 細菌やウイルス以外の病原体で発症する「非定型肺炎」とはどんな肺炎ですか？

マイコプラズマやクラミジア、レジオネラなどの微生物は細菌の一種ですが、一般の肺炎を引き起こす肺炎球菌や緑膿菌《りょくのう》などとは異なる特徴を持っていることから、これらの非細菌微生物が引き起こす肺炎を「非定型肺炎」と呼びます。

肺炎球菌や緑膿菌などは細胞壁を持っています。これらの細菌が原因の肺炎の治療では、細胞壁の合成を阻害するタイプの抗菌薬（ペニシリン系薬）が第一選択薬となります。しかし、マイコプラズマやクラミジアなどは細胞壁がないため、非定型肺炎にはこのタイプの抗菌薬は効きません。

細菌を調べるために広く行われている検査に喀痰《かくたん》検査のグラム染色（Q66を参照）があります。これは細胞壁を色素で染めて顕微鏡で見やすくする検査ですが、細胞壁のないマイコプラズマなどはグラム染色で染色されません。

一般の肺炎は高齢者に多く発症しますが、非定型肺炎はあらゆる年代で見られます。タンを伴わない頑固なセキがあるのも非定型肺炎の特徴です。

（鎌田浩史）

Q19 子供や若者に多い非定型肺炎「マイコプラズマ肺炎」について教えてください。

マイコプラズマ肺炎はマイコプラズマという病原体に感染して起こる非定型肺炎で、子供や若者に多く発症します。高齢者の場合は、すでに感染していて免疫を獲得していることが多く、これまで患者数は少なかったのですが、近年増加傾向にあるといわれています。子供や若者の場合、マイコプラズマ肺炎を発症しても、症状は軽く、自然に治ります。しかし、カゼだと思って放置していると、重症化して肺のまわりに水がたまったり、呼吸困難になったりすることがあります。成人の場合は概して軽症ですみますが、免疫力が低下している高齢者がマイコプラズマ肺炎を発症すると、重症化しやすいので注意が必要です。

マイコプラズマ肺炎では通常、最初に発熱や倦怠《けんたい》感、頭痛などの症状が現れ、やがてタンを伴わない強いセキを生じるようになります。発熱やほかの症状が治まっても、セキが3～4週間続く、いわゆる頑固なセキが見られるのがマイコプラズマ肺炎の特徴です。

また、心臓の筋肉に炎症が起こる心筋炎や脳を包む髄膜《ずいまく》に炎症が起こる髄膜炎、末《まつ》梢《しょう》神経が障害される**多発性神経炎を伴うこともあります。**

マイコプラズマには一般の肺炎を引き起こす細菌と違って細胞壁がありません。そのため、一般の肺炎に使われる細胞壁の合成を阻害するペニシリン系薬では効果がなく、別の作用のしかたをするマクロライド系薬が第一選択薬となります。

治療により症状が治まっても、体内からマイコプラズマが完全に消えたわけではなく、しばらくの間、体内に残っています。そのような患者さんが感染源となって家庭内感染を引き起こすことがよくあります。マイコプラズマ肺炎の感染を拡大させないためには、ていねいな手洗いやマスクの着用などを心がけることが大切です。

（鎌田浩史）

マイコプラズマ肺炎の年別・年齢群別割合

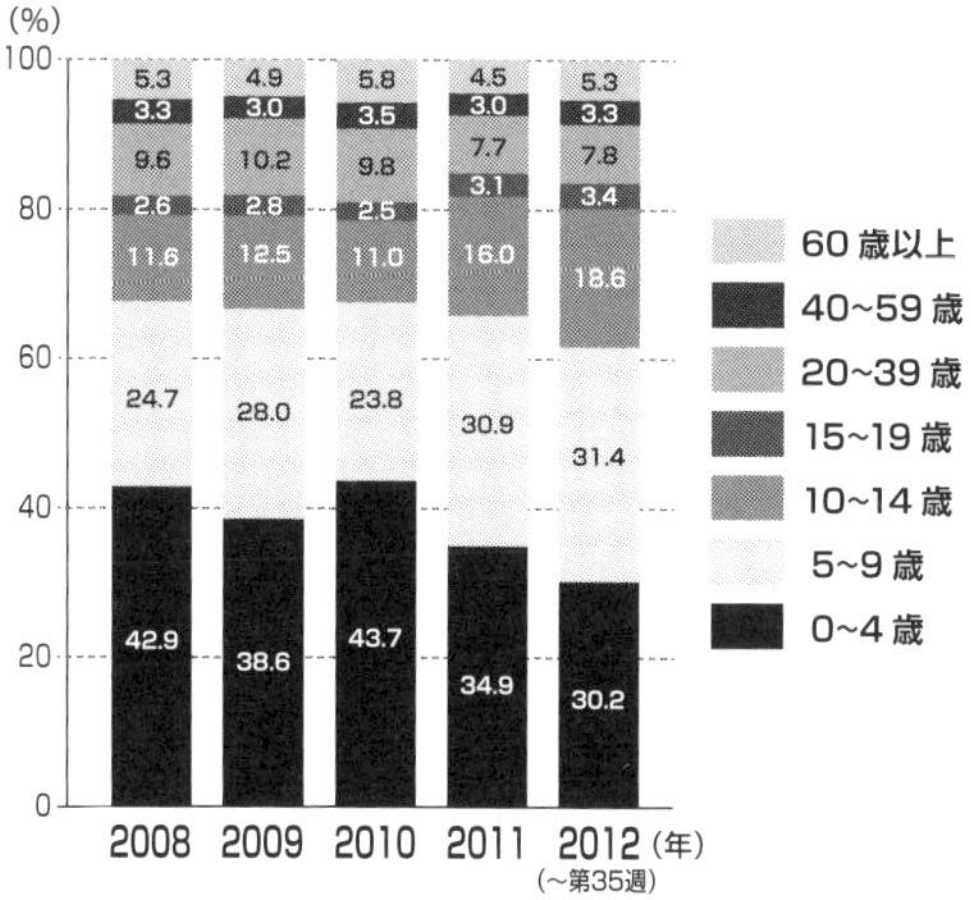

出典：国立感染症研究所感染症情報センター「マイコプラズマ肺炎の年別・年齢群別割合（2000〜2012年第35週）」を改変

Q 20 院内肺炎の一つ、「人工呼吸器関連肺炎」とはなんですか?

呼吸不全や意識障害を起こしていたり、気道がなんらかの理由でふさがれたりして、自分で呼吸ができない場合に、空気を肺に送り込み、呼吸を補助する医療器具を人工呼吸器と呼びます。人工呼吸器関連肺炎は、**人工呼吸器を装着して48時間以降に発生する肺炎です。**人工呼吸器を装着した患者さんの9~29%に発生するとされ、特にICU(集中治療室)で最も頻度の高い感染症です。

人工呼吸器関連肺炎の発生のしかたとしては、例えば細菌がついている手で人工呼吸器を操作し、その細菌が患者さんにうつることがあります。また、消毒・滅菌が不十分で人工呼吸器の管が菌に汚染されているケース、患者さんの鼻や口腔《こうくう》内にいた原因菌が管を伝って肺へ流れ込むケース、逆流した胃の内容物や細菌が管を伝って肺へ入って誤嚥《ごえん》するケースなども見られます。

なお、病院では人工呼吸器関連肺炎の発生防止のために、医療従事者の手指衛生の徹底や患者さんの口腔ケアなどが行われています。

(鎌田浩史)

Q21 肺炎は人にうつりますか？ また、遺伝する病気ですか？

一般の肺炎の原因となる細菌やウイルスは、強弱があるものの感染力を持っています。したがって、一般の肺炎はうつる可能性はありますが、間質性肺炎（Q14を参照）は感染による肺炎ではないので、人にうつりません。

肺炎の感染経路には接触感染と飛沫《ひまつ》感染がありますが、実際には飛沫感染が多いといわれます。病原体を含んだ唾液《だえき》がセキやクシャミなどで飛沫になって排出されます。飛沫は周囲１～２㍍《メートル》以内に落ちるので、その範囲内にいなければ感染のおそれはありません。なお、排出された飛沫の水分が蒸発すると通常、病原体の感染力は低下します。しかし、結核菌などは乾燥に強く、飛沫の水分が蒸発しても長時間にわたって空気中を浮遊するため、感染者と同じ部屋にいるだけでうつり、肺結核という感染症を引き起こすことがあります。

遺伝する肺炎はないわけではありませんが、非常にまれです。基本的には遺伝しないと考えていいでしょう。

（鎌田浩史）

Q22 ほかの病気の手術後に肺炎を起こしやすいと聞きますが、なぜですか?

さまざまな病気を抱える人が出入りする病院内は、病原体が常に存在しています。**手術後はどうしても体力が低下するので、そうした病原体に感染しやすく、院内肺炎**(Q8を参照)を起こすリスクが高まります。

全身麻酔を行って手術する場合、人工呼吸器を装着して肺まで管を挿入して、呼吸を補助する必要があります。この**人工呼吸器に関連して肺炎が起こることがあります**(Q20を参照)。また、人工呼吸器の管の挿入に伴い、口腔《こうくう》内の細菌を気道内に押し込んでしまい、手術後に誤嚥《ごえん》性肺炎を発症させる可能性があります。

手術の前後に絶食になると、口から食事をとるときよりも口腔内の細菌が増加します。その細菌を食べ物や唾液《だえき》とともに誤嚥して、誤嚥性肺炎を招くことも少なくありません。

こうした手術後の肺炎を含む呼吸器合併症を予防するため、多くの病院で手術の前から口腔ケアや肺機能を高める訓練が行われています。

(鎌田浩史)

第2章

要注意！危険な誤嚥性肺炎・COPD・新型コロナについての疑問18

Q23 「誤嚥性肺炎」とはどんな肺炎ですか?

私たちがふだん何気なく行っている食べ物や飲み物を飲み込むという行為について知っておくと、誤嚥《ごえん》性肺炎について理解しやすくなります。まず、飲み込みについて解説しましょう。

飲み込むという行為は歯や舌、咽頭《いんとう》（口腔《こうくう》と食道をつなぐ部分）、喉頭《こうとう》（のど仏の内側にある気管）、食道など多くの器官が連係してこそ可能になります。そのプロセスは大きく五つのステージに分けられます（50〜51ジペーの図も参照）。

1．先行期（認知期）
目で見て、食べてよいものかを判断し、口に運ぶまでのステージです。

2．準備期（咀嚼《そしやく》〈口の中で食べ物をかみ砕く〉期）
口に入った食べ物が歯や舌でとらえられ、咀嚼により食べ物が唾液《だえき》とまざり合いながら飲み込みやすい形状に変わるステージです。食べ物は舌の中央部に一つの塊（食塊《しょくかい》）として集められます。

3．口腔期

食塊が咽頭へ送られるステージです。唇は閉じ、食塊は舌運動によって口蓋《こうがい》に押しつけられ、奥に向かって少しずつ移行していきます。

4. 咽頭期

嚥下反射により「ごっくん」と飲み込むステージです。食塊が舌根部（舌の根本部分）に到達すると、軟口蓋と喉頭蓋は食塊が鼻腔《びくう》と喉頭へ入らないように閉じます。それとほぼ同時に食道の入り口部が大きく開き、そのさい声帯が閉じられて食塊の気管への侵入を防ぎます。そして食塊は食道へと送られます。これらは0・3〜0・5秒の間に行われ、少しでもタイミングがずれると食塊は気管に入ってしまいます（誤嚥）。

5. 食道期

食塊が食道から胃へ送られるステージです。食道の蠕動《ぜんどう》運動（内容物を先に送り出す運動）と重力によって食塊は胃へ向かっていきます。

これらのうち、先行期〜準備期の過程を「摂食」、口腔期〜食道期の過程を「嚥下」と呼びます。誤嚥性肺炎は、咽頭期において本来、食道に送られるべき食塊や水分が誤って肺につながる気管に入り込み、これらに含まれる細菌に感染して起こる肺炎です。

（山本　寛）

「飲み込み」の5つのステージ

1 先行期（認知期）

目で見て、食べてよいものかを判断し、口まで運ぶステージ。

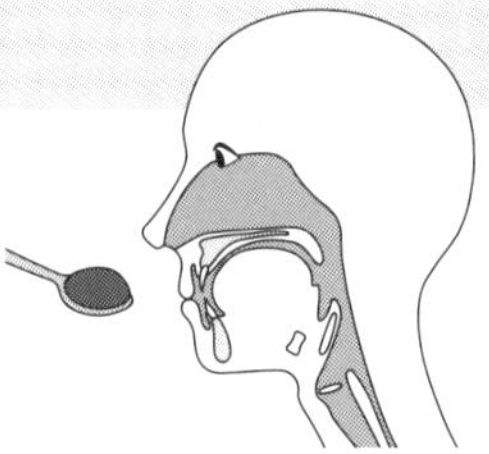

2 準備期（咀嚼〈口の中で食べ物をかみ砕く〉期）

食べ物が舌や歯でとらえられ、咀嚼により食べ物が唾液と混ざり合いながら食塊を形成するステージ。

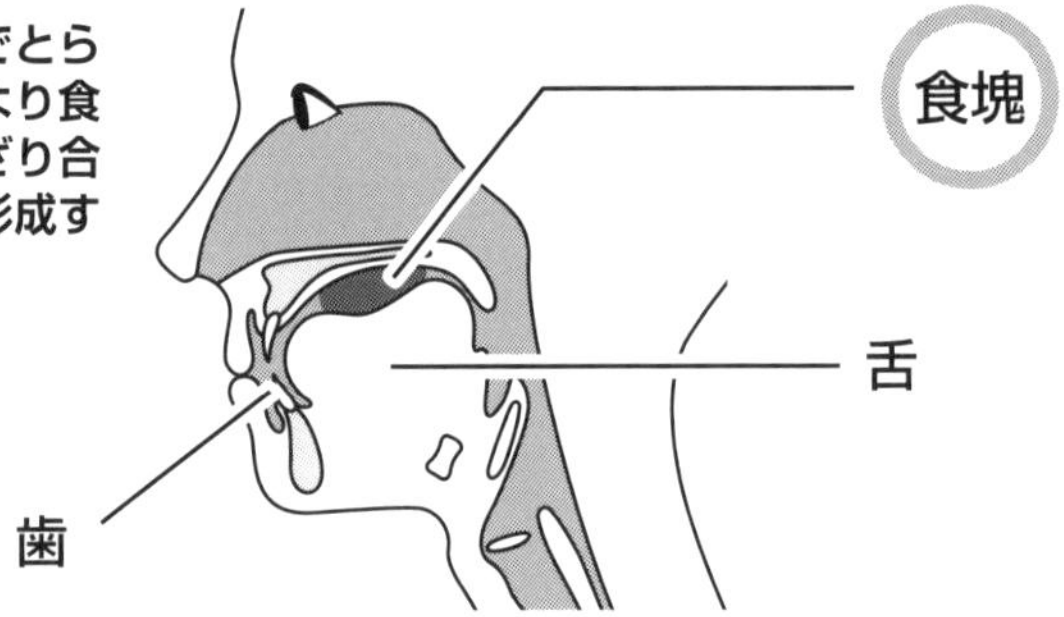

3 口腔期

食塊が口腔から咽頭へ送られるステージ。

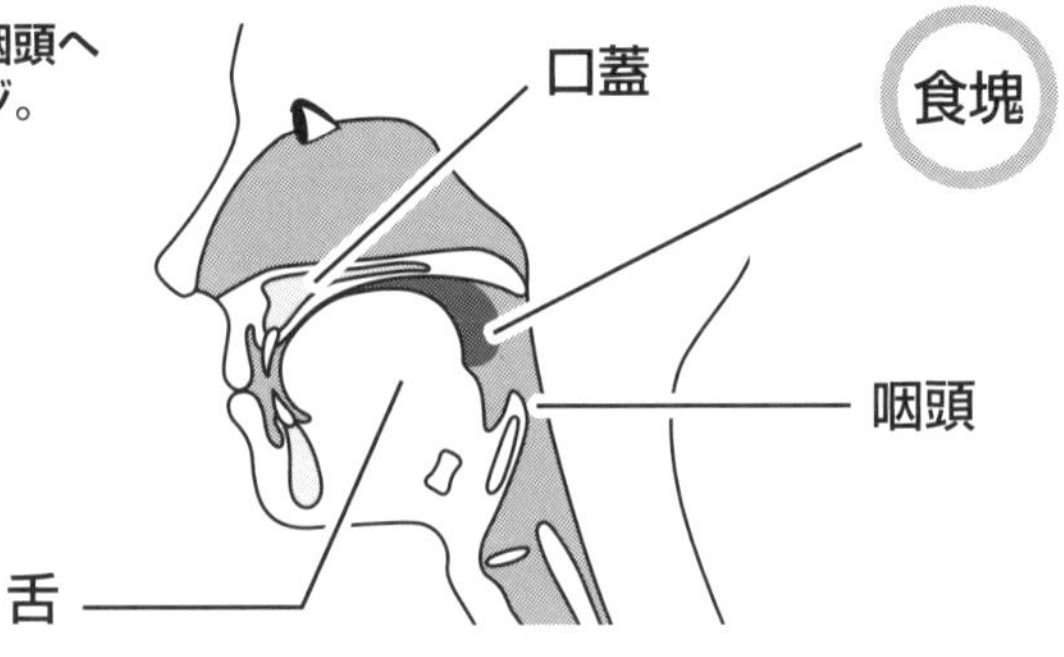

4 咽頭期

嚥下反射により「ごっくん」と食塊を飲み込むステージ。軟口蓋と喉頭蓋は食塊が鼻腔と喉頭へ入らないように閉じる。ほぼ同時に、食道の入り口部が大きく開くとともに、声帯が閉じられて食塊の気管への侵入を防ぐ。このタイミングが少しでもずれると食塊は気管に入ってしまう。これを誤嚥という。

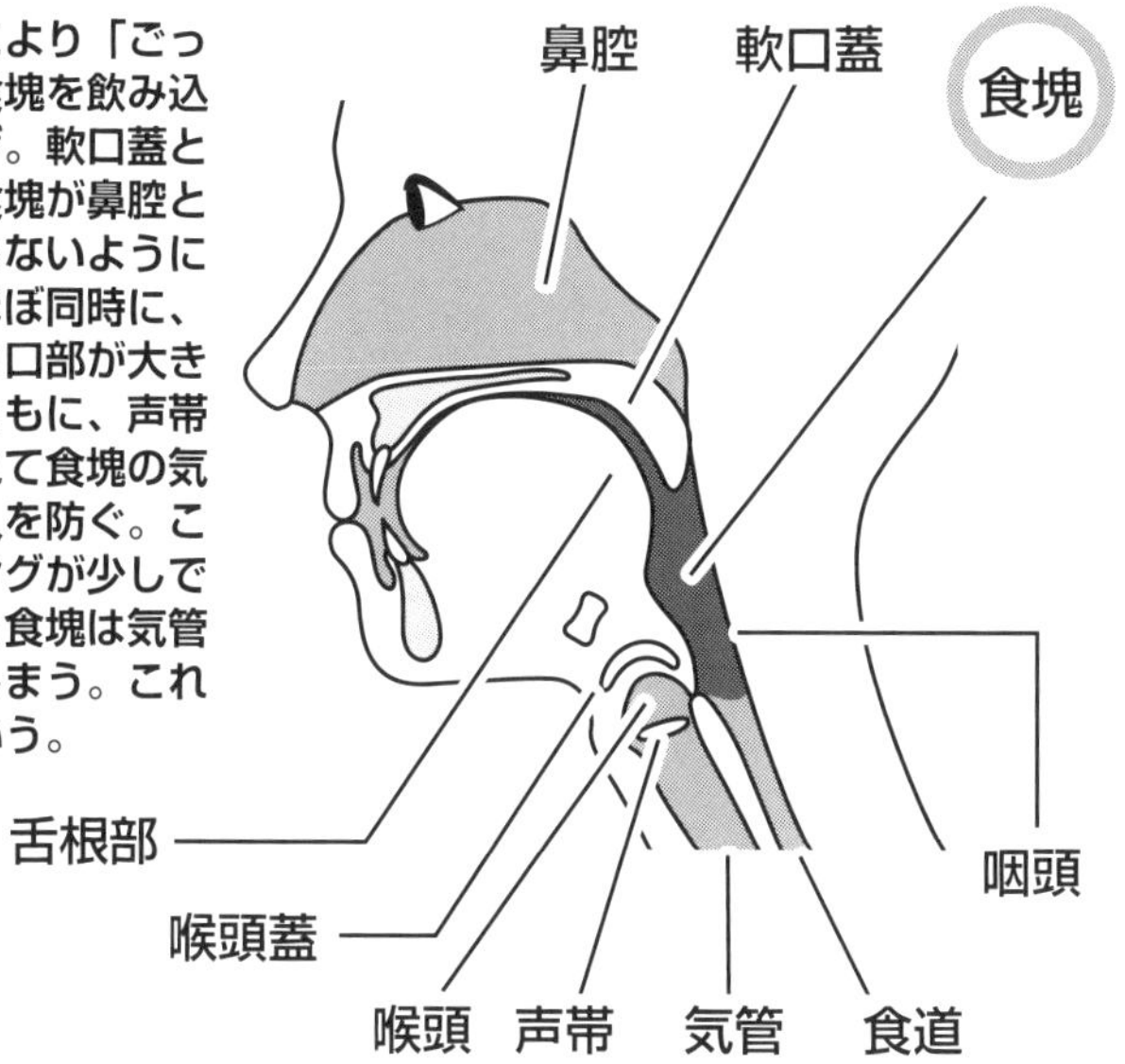

5 食道期

食塊が食道から胃へ送られるステージ。

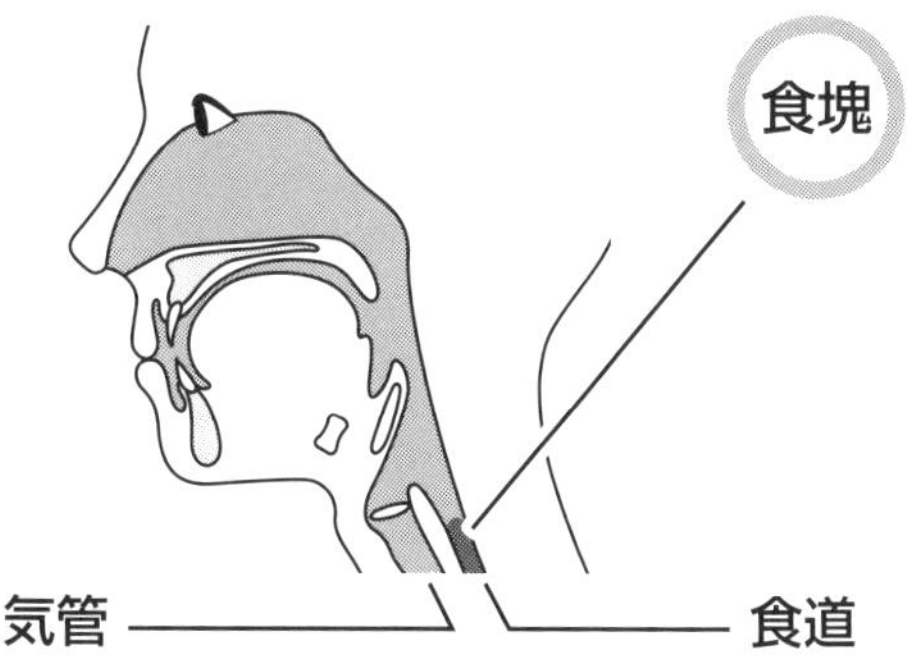

Q24 誤嚥性肺炎は肺炎の一種なのに、国の死因調査で肺炎と別枠なのはなぜですか？

誤嚥《ごえん》性肺炎が国の死因調査で肺炎とは別枠になった理由には、恐らく近年の二つの流れが影響していると思います。

一つは高齢化により肺炎で亡くなる人が増加してきましたが、その多くが誤嚥性肺炎であることです。

もう一つは、かつては死亡診断書には死因病名を記載するのが一般的で、自然死である「老衰」とは書かなかったのですが、10年ぐらい前から「老衰」と書く医師が増えてきたことです。しかし、この**「老衰」と記された高齢者の中に誤嚥性肺炎で亡くなった人が多く含まれる**のではないかとの意見が多く出はじめました。

そうしたことからそれまで肺炎としてひとくくりに集計されていた誤嚥性肺炎が2017年から別枠となったと考えられます。最新の調査（2019年）では、肺炎は死因の5位（約9万5000人）、誤嚥性肺炎は6位（約4万人）で両方を足すとがん、心疾患《しっかん》に次いで第3位の死亡者数になります。

（山本　寛）

Q 25 誤嚥性肺炎になりやすいのはどんな人ですか？

誤嚥《ごえん》性肺炎のリスクが高い人として第一に高齢者があげられます。

高齢になると嚥下機能が低下してうまく飲み込むことができなくなるという嚥下障害が起こりやすくなります。また、通常なら誤嚥（食べ物などの異物が食道ではなく気管に入ること）するとむせたり、セキをしたりするなどセキ反射（咳嗽《がいそう》反射）が起こり、異物を排出しようとします。しかし、年を取るとこのセキ反射が鈍くなったり、起こったとしても弱く、排出できずに誤嚥の危険性が高まります。

寝たきりだと全身の筋力や体力が低下し、口腔《こうくう》機能や嚥下機能も弱まり、誤嚥性肺炎を招きやすくなります。

嚥下障害は脳卒中やパーキンソン病、アルツハイマー型認知症、頭部外傷などによっても起こります。こうした病気を抱えている人も誤嚥性肺炎の発症リスクが高くなります。

（藤島一郎）

誤嚥性肺炎になりやすい人

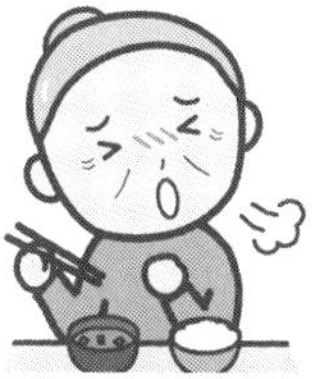

- 高齢者
- 寝たきりの人
- 脳卒中などの病気がある人

Q26 誤嚥性肺炎は「飲み込めない」「むせる」「かすれ声」が要注意サインとは本当ですか？

肺炎には、高熱や激しいセキやタンが出る、呼吸が苦しくなるといった症状がありま す。ところが、高齢者の誤嚥《ごえん》性肺炎の場合は、こうした典型的な症状が出ないことが多く見られます。

誤嚥性肺炎の主な原因は飲食物などの誤嚥（食べ物などの異物が食道ではなく気管に入ること）です。食べ物を飲み込む力が弱くなると誤嚥を起こしやすくなります。

通常、**誤嚥するとむせて異物を外に押し出そうとするセキ反射（咳嗽《がいそう》反射）が起こります。**これ自体は、異物が肺に入らないようにする生体防御反応なので、軽いむせがときどきある程度であればあまり心配はいらないのですが、**飲食物を飲み込むたびにむせる場合は注意が必要です。**さらにセキ反射が鈍くなってあまりむせない場合も危険です。これらは、飲み込むプロセスの咽頭《いんとう》期の障害に当たります（Q23を参照）。

食べ物や水分を飲み込んだあとにかすれ声が出るのは、**飲み込んだときに本来残っていないはずの食べ物などがのどに残っていたり、誤嚥していたりすると考えられま**

す。嚥下の力が弱かったり、気道の閉鎖が不良だったりすると、すきまから食べ物や水分が気管へ入り込みやすくなります。

そのほか、嚥下の機能が弱くなり誤嚥性肺炎につながりやすい症状があります。左にチェックリストとしてまとめました。**一つでも当てはまる項目があれば、早めに専門機関を受診するようにしましょう。**

（藤島一郎）

嚥下障害チェックリスト

食事のトラブル

- □ 硬いものが食べにくくなった
- □ 食事中にむせることが増えた
- □ 飲み込んだあとも、口の中に食べ物が残ることがある
- □ 食べこぼしが増えた
- □ 食べ物やすっぱい液が、のどに戻ることがある
- □ 食べ物をのどにつまらせたことがある

食生活の変化

- □ 食べるのが遅くなった
- □ 食の好みが変わった
- □ 食べるとすぐ疲れる
- □ 水分をあまりとりたくない

のどのトラブル

- □ セキやタンが頻繁に出るようになった
- □ タンに食べかすがまざることがある
- □ 会話中にむせることがある
- □ 夜間、セキ込むことがある
- □ タンが絡んでのどがゴロゴロすることがある
- □ 声がかすれてきた

体の変化

- □ 体重が減少してきた、やせてきた
- □ 発熱をくり返したり、微熱が続いている
- □ のど仏の位置が下がってきた

Q27 誤嚥リスクを自分で調べる方法はありますか？

きちんと飲み込みができているかを正確に調べるには嚥下《えんげ》内視鏡検査（ＶＥ）や嚥下造影検査（ＶＦ）が有用です。しかしこれらの検査には、特別な機械や手技を要し、体への負担も加わるため実際にはそれほど行われていません。

医療機関や介護の現場などでは、より手軽なスクリーニングテストが複数用いられています。その中から、自分でもできる二つのスクリーニングテストをご紹介します。

一つは**「反復唾液《だえき》嚥下テスト」です。これは、唾液を飲み込むことで、嚥下機能が保たれているかを調べるテストです。**

のど仏の上に手を当て、30秒間で何回唾液を飲み込めるかを測ります。のど仏の上に指を当てながら、ごっくんと唾液を飲み込むと、のど仏が一度上に移動し、もとの位置に戻るのを確認できると思います。この動作が何回行われたかを数えれば、飲み込んだ回数がわかります。

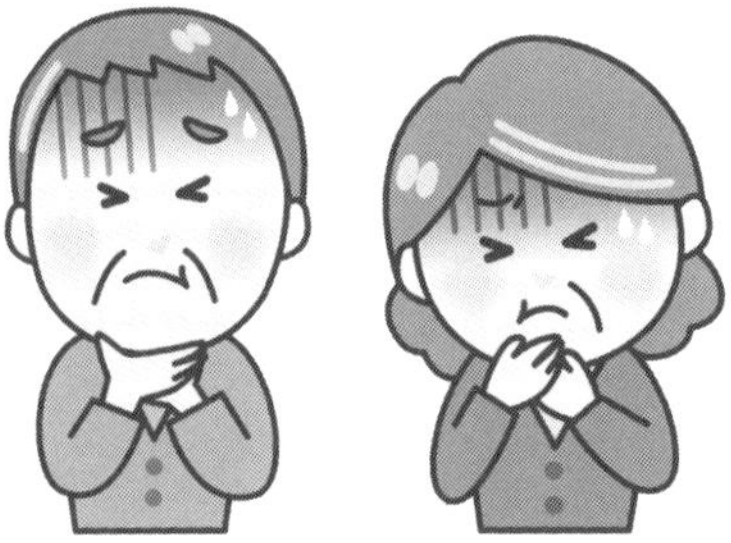

高齢者は誤嚥リスクが高まる。

飲み込み力のチェック法 ① 反復唾液嚥下テスト

① らくな姿勢でイスに座る。

② 口をゆすいで口の中を湿らせる。

③ のど仏に指を当てる。

④ 30秒間、ツバの飲み込みをくり返す。

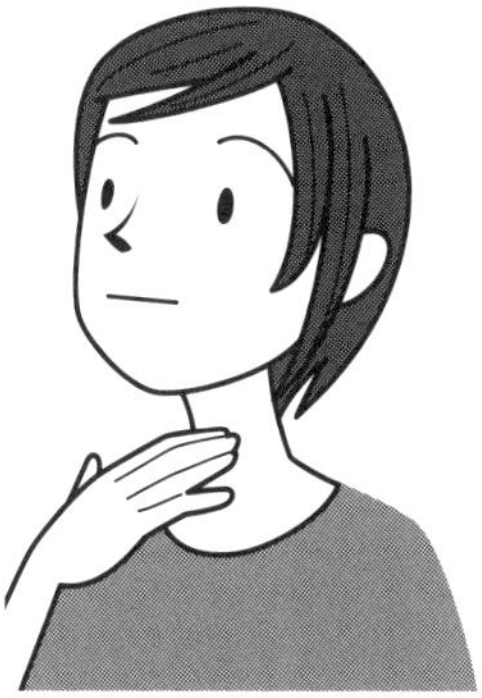

判定	30秒間で３回以上飲み込めたら正常。 １回または２回しかできない人は 異常がある可能性が高い。

高齢者の場合、30秒間で3回以上飲み込めれば問題ないとされています。1〜2回しかできない場合は、嚥下障害が疑われます。

もう一つは「水飲みテスト」です。水を飲み込んで咽頭《いんとう》期(Q23を参照)を評価するテストです。30《ミリリットル》の常温の水を飲み、何秒で、しかも何回で飲み終えたかを測定します。5秒以内に1回でむせることなく飲み終えれば正常。1回で飲めても5秒以上かかったり、5秒以内に飲めても2回以上に分けて飲んだりした場合は、異常の疑いがありま

飲み込み力のチェック法 ② 水飲みテスト

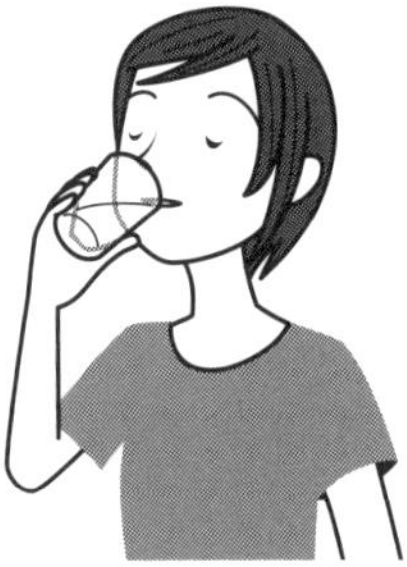

① コップに常温の水30ミリリットルを入れる。

② らくな姿勢でイスに座り、①の水を飲む。

A 1回でむせずに飲めた。
B むせないが、2回以上に分けて飲んだ。
C 1回で飲めたがむせた。
D 2回以上に分けて飲んでも、むせる。
E むせてしまい、全部飲めない。

判定	Aで5秒以内に飲めたら正常。 Aで5秒以上かかる場合やBなら異常の疑いが。 C、D、Eは異常の可能性が高い。

＊医療現場などでは30ミリリットルのテストの前に3ミリリットルの水を飲む「改訂水飲みテスト」が行われることが多い。3ミリリットルで問題なければ、30ミリリットルへと進む。

す。さらに、1回で飲めてもむせてしまったり、2回以上でもむせる、むせて全部飲めなかったりした場合は、いずれも〝嚥下障害あり〟と評価されます。

水飲みテストを行う場合は、むせて苦しくなることがあるので、自己判断で行わず、専門の医療従事者のもとで行うようにしてください。

自分の飲み込み力を知っておくことは、早期の治療と、予防に役立ちます。

（藤島一郎）

Q28 誤嚥性肺炎が無意識のうちに起こる「不顕性誤嚥」とはなんですか？

通常、食べ物や水分が食道ではなく気管に入ると、気管からこれらの異物を排出しようとむせてセキ反射（咳嗽《がいそう》反射）が起こります。ところが、加齢や病気などによりセキ反射が低下したり、むせる力がなかったりすると、むせずに異物を気管から排出できずに誤嚥《ごえん》することがあります。これを不顕《ふけん》性誤嚥といい、「むせない誤嚥」とも呼ばれます。不顕性誤嚥ではむせが起こらないため、本人も誤嚥している自覚がなく、周囲の人も気づきにくいので注意が必要です。特に就寝中は気づかないうちに唾液《だえき》やタンが気管や肺に入ってしまい、誤嚥性肺炎を引き起こすことがよく見られます。

高齢者の場合、食道と胃のつなぎめの下部食道括約《かつやく》筋がゆるみ、胃内容物が逆流する胃食道逆流が起こりやすくなっています。横になる姿勢は胃食道逆流を生じやすく、逆流してきた胃内容物が気管に入ってしまうことがあります。その場合、胃内容物には強酸の胃酸が含まれているため、気管や肺の組織を傷め、誤嚥性肺炎の危険が高くなります。

（藤島一郎）

Q 29 「COPD」は喫煙者に多い肺の重病とのことですが、放置すると肺炎を招きますか？

COPD《シーオーピーディー》はChronic《クローニック》 Obstructive《オブストラクティブ》 Pulmonary《パルモナリー》 Disease《デイジーズ》の略で、「慢性閉塞《へいそく》性肺疾《しっ》患《かん》」と訳されます。原因のほとんどが長期間に及ぶ喫煙によることから「タバコ病」、あるいは喫煙という長い生活習慣が発症させる「肺の生活習慣病」とも呼ばれます。実際、COPDの患者さんの90％以上に喫煙歴があり、喫煙歴の長い高齢者ほど発症しやすいことがわかっています。

COPDは、従来、慢性気管支炎と肺気腫《はいきしゅ》と呼ばれていた病気の総称です。タバコの煙を主とした有害物質を長期にわたって吸いつづけると、その刺激から気管支に炎症が起こり、タンが増えて気管支の内腔《ないくう》が狭くなって空気が通りにくくなります（慢性気管支炎）。やがて炎症は気管支の末端にある肺胞《はいほう》（酸素と二酸化炭素を交換する小さな袋状の組織）にまで及び、肺胞が破壊されてしまいます。そうなると、空気交換がうまくいかなくなります（肺気腫）。

COPDの人はタンが常に出て、しかも気管支の内腔が狭いためタンが気管支から

健康な肺とCOPDの肺

COPDの人の肺は、健康な肺に比べ、気管支が炎症を起こして狭くなり、複数の肺胞壁が溶けて固まり機能不全を起こしていることが多い。

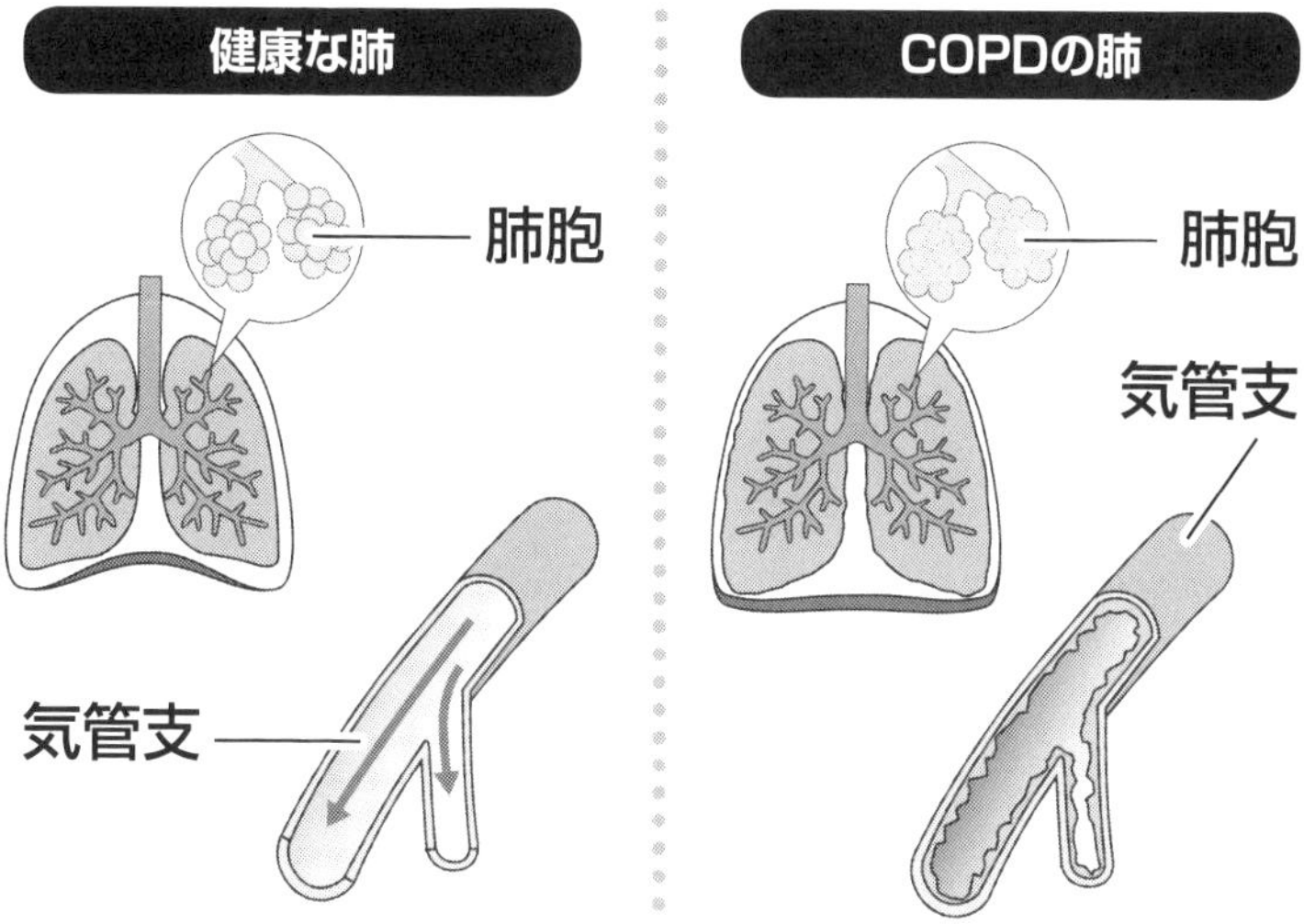

出にくくなります。去痰剤《きょたん》を服用して排出できればいいのですが、放置したりするとタンに付着した細菌やウイルスから肺炎を起こしやすくなります。

ただし、放置するだけが肺炎のリスクを高めるわけではありません。ＣＯＰＤの人は食べると息苦しくなるため食欲がわかず、やせていることが多いものです。また、糖尿病や骨粗鬆症《こつそしょうしょう》、虚血性心疾患など肺以外の病気を伴うことも多く見られます。こうしたことからＣＯＰＤの人は概し

年齢別COPD有病率

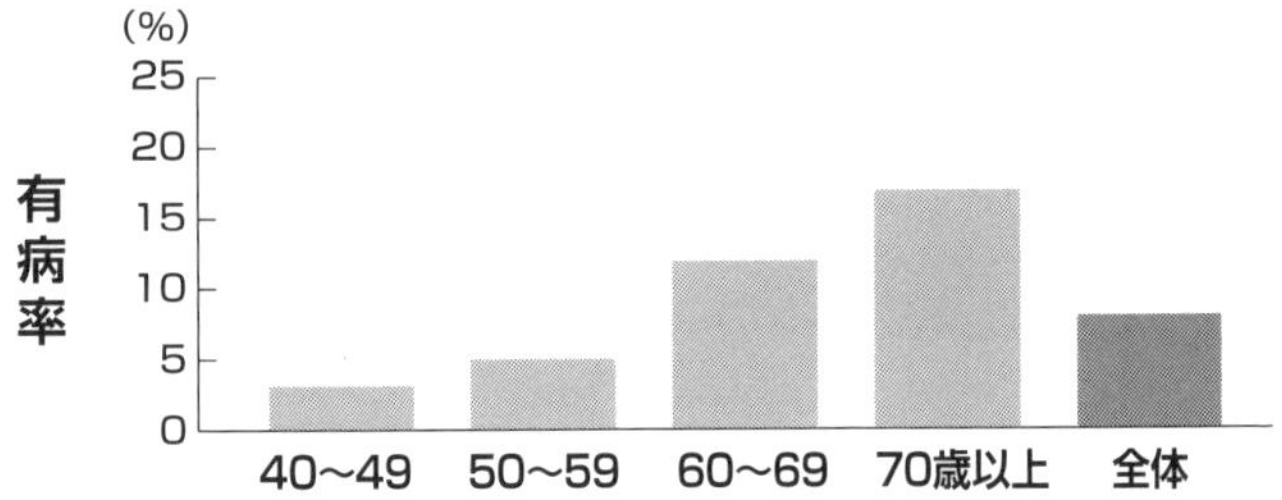

出典：「福地ら、NICE study 2001年」を改変

て体力や免疫力が低く、細菌やウイルスに感染して肺炎を起こすリスクが高くなります。

特に肺気腫の状態にあるCOPDの人の肺は、いわばスイカの半分にスが入ったようなものです。スはただの空洞でガス交換はされず、残りの肺でかろうじてガス交換をしています。そこで肺炎が起こるとたちまち呼吸困難となり、場合によっては酸素吸入が必要になることもあります。このように肺炎を起こすと重症化しやすいのもCOPDの大きな特徴です。

日本では、40歳以上の人口の8・6%、約530万人がCOPD患者と推定されています。一方、治療を受けている人の数はわずか約40万人。初期に自覚症状がほとんど現れないことが受診につながらないと考えられます。喫煙歴がある人はQ30のセルフチェックで該当する項目がないかぜひ調べてみてください。

（奥仲哲弥）

Q30 COPDは、「朝にタンが絡む」「息苦しい」などが要注意サインと聞きますが本当ですか？

COPD《シーオーピーディー》では初期にはほとんど自覚症状は現れません。進行するにつれ、徐々に症状が出てきます。その典型症状がタン、セキ、息苦しさです。

気道では健康な人でも1日100《ミリリットル》ほどのタンが分泌《ぶんぴつ》されていますが、気道に炎症が起こるCOPDでは、タンの分泌量が増加します。タンは眠っている間にも分泌されますが、就寝中はセキ反射（咳嗽《がいそう》反射）が鈍くなるため、気道にたまりがちです。朝起きると、セキ反射が起こりやすくなり、タンが排出されます。

COPDの人は、気道の内腔《ないくう》が狭くなって空気の流れが悪くなったり、肺胞《はいほう》が破壊されてガス交換ができなくなったりするため、息が苦しくなります。

もっとくわしくいえばCOPDの人は健康な人と大差のない量の空気を取り込むことができるのですが、吸った空気を吐き切ることができません。その結果、肺に残る空気の量（残気量）が多くなり、新しい空気を吸う量が減ります。やはり吐き切ることができないので、少しだけ吸っては吐いてをくり返す、つまり、肺の上ずみの空気

COPDセルフチェック

- □ 20年以上、タバコを吸っている（禁煙した場合も含む）
- □ 朝起きてすぐタンが絡むことがある
- □ 重い荷物を持ったとき動悸や息切れがする
- □ 階段を上ると息切れがひどく、なかなか治らない
- □ 同世代の人と歩いていて、息切れがして自分だけが遅れてしまう
- □ セキやタンが続く
- □ カゼを引きやすく、治りにくい
- □ のどの奥からゼーゼー、ヒューヒューと音がする

当てはまるものが一つでもあれば、早めに医療機関を受診する。

だけを交換しているのがCOPDの人の呼吸です。

階段を上る、重い荷物を持つなど体に負荷がかかるとより多くの酸素が必要です。しかし、COPDの人は十分な量の空気を交換できないため、必要量の酸素を提供できず体内は酸素不足になります。それが息苦しさをもたらすのです。

どんな病気も早期発見・早期治療が大切です。COPDも例外ではありません。**40歳以上で喫煙者、またはこれまで喫煙歴がある人は、上のセルフチェックで確認し、**当てはまるものが一つでもあれば、早めに医療機関を受診してください。

（奥仲哲弥）

Q31 COPDは、自分は喫煙しなくても家族が喫煙者なら注意したほうがいいですか？

タバコの煙には、本人が吸う主流煙と、タバコの先から立ち昇る副流煙があります。タバコの煙にはタールやニコチン、一酸化炭素などの有害物質が含まれますが、その量は副流煙のほうが主流煙よりも数倍〜数十倍高いことがわかっています。

喫煙に関連する病気としてCOPD《シーオーピーディー》とともに知られているのが肺がんです。例えば、夫が喫煙している妻は、夫が喫煙していない妻に比べて、肺がんでの死亡率が明らかに高く、夫の喫煙量とともに高くなることがわかっています。

このことから、喫煙していなくても副流煙を吸っていればCOPDの危険が高くなることは恐らく間違いありません。大切な家族にも影響があることを本人に伝え、ぜひ禁煙してもらいましょう。禁煙は早ければ早いほどいいのですが、遅くても効果があります。最近は、禁煙補助薬のニコチンガムやニコチンパッチが市販されていますし、禁煙外来を利用するのもいい方法です。禁煙外来では条件を満たせば公的医療保険が適用されます。

（奥仲哲弥）

Q32 COPDの進行予防に肺炎球菌やインフルエンザのワクチン接種が有効とは本当ですか？

COPD《シーオーピーディー》は急性の病気ではなく、年単位で徐々に進む慢性の病気です。慢性の病気に対してワクチンを接種しても進行を防ぐことはできません。

では、ワクチンの接種が全く無駄かというと決してそうではありません。

COPDの人はウイルスや細菌に感染しやすく、またいったん感染してしまうと肺炎を引き起こし、しかもそれが急に重症化して酸素吸入が必要になることも珍しくありません。こうしたことを防ぐには、COPDの人はウイルスや細菌への感染予防に努めることが大切です。

肺炎を引き起こすウイルスや細菌に対して予防効果が高く、安全性も確かめられているのがインフルエンザと肺炎球菌のワクチンです（Q88とQ90を参照）。**COPDの人は感染リスクを少しでも軽減するために、これらのワクチンを接種することが強くすすめられます。**特に病気への抵抗力が弱っている高齢のCOPDの人は感染リスクが高いので、ぜひ接種するようにしてください。

（奥仲哲弥）

Q33 「新型コロナウイルス」とはどんなウイルスですか？

コロナウイルスの仲間は昔からどこにでもいるカゼを起こすウイルスです。電子顕微鏡でコロナウイルスを見ると、膜に覆われた表面に突起のようなものが出ていて、その突起が王冠（ギリシャ語でコロナ）に似ていることからコロナウイルスと名づけられました。コロナウイルスはブタやイヌなどの動物で感染が確認されていますが、人に感染するコロナウイルスは6種類が見つかっています。そのうち4種類は軽いカゼを引き起こすウイルスで、残りの２種類は２００２～２００３年に流行したＳＡＲＳ《サーズ》（重症急性呼吸器症候群）と２０１２年に流行したＭＥＲＳ《マーズ》（中東呼吸器症候群）を招いたウイルスです。特にＭＥＲＳコロナウイルスは重い肺炎を生じさせ、致死率は30％と非常に高い感染症ですが、日本での感染者はほとんどいませんでした。

新型コロナウイルスは従来にない新種のコロナウイルスです。そのため日本では「新型コロナウイルス」と呼ばれることが一般的ですが、ＳＡＲＳウイルスに遺伝子タイプが近いことから正式名を「ＳＡＲＳ-ＣｏＶ《コヴ》（Corona《コロナ》 Virus《ヴァイラス》）-２《ツー》」といいます。

また、この新型コロナウイルスによる感染症は2019年末に初めて見つかったので、「COVID《コヴィド》（Corona Virus Disease《デイジーズ》）－19」という病名がつけられています。

新型コロナウイルスはSARSコロナウイルスの仲間ですが、大きく違うのが致死率です。SARSの致死率が10％ほどであるのに対し、新型コロナウイルス感染症は当初こそ10％あるいは8％などいろいろいわれましたが、最近は1％以下との認識になっています。これは新型コロナウイルスが弱毒化したわけではなく、検査が以前より多く行われるようになり軽症の人も見つかったことによります。ですからSARSコロナウイルスのように感染をむやみに恐れる必要はありませんが、一方で、**重症化することもあるので油断は禁物です。**

インフルエンザウイルスの場合は、セキや熱がピークのときにほかの人に感染させる可能性が最も高くなります。しかし、新型コロナウイルスは症状が現れる数日前から感染力を持ち、0・7日前に最も感染力が強くなることがわかっています。つまり**自分では気づかないうちに感染を広げる可能性があるのです。**感染の拡大を少しでも抑えるには、体調がいつもと少しでも違うと感じる場合は他人との接触をさけ、極力自宅療養を心がけてください。家族への感染を防ぐため、家族と接するさいには家でもマスクを着用してください。

（岡　秀昭）

Q 34

新型コロナウイルスに感染するとどうなりますか？疑うべき症状を教えてください。

新型コロナウイルス（電子顕微鏡写真）

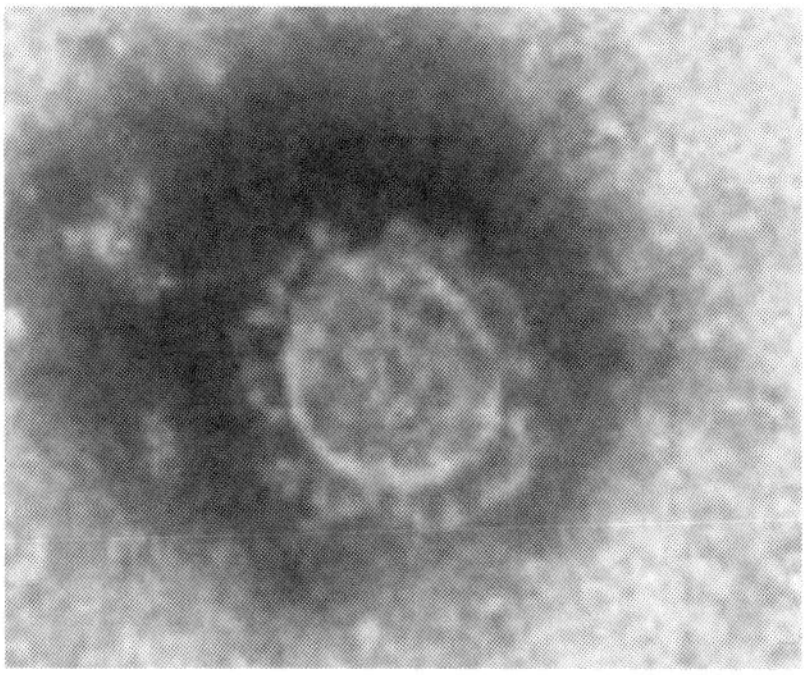

提供：国立感染症研究所

新型コロナウイルス感染症で、最初に現れる症状で最も多いのは発熱です。発熱は、高熱もあれば微熱の場合もあります。セキや息切れ、鼻水、のどの痛みなどもよく見られます。しかし、発熱は新型コロナウイルス感染症だけでなく、インフルエンザや肺炎、尿路感染症など多くの感染症で見られる症状ですし、セキや鼻水などはカゼやインフルエンザと共通の症状です。したがってこれらの症状だけで、新型コロナウイルスに感染しているかどうかを判断するのはかなり難しいといえます。

新型コロナウイルスにはほかの感染症ではあ

まり現れない特徴的な症状があります。**味がしない、においがしないという味覚・嗅《きゅう》覚《かく》異常**です。新型コロナウイルス感染症の患者さんの脳のＭＲＩ（磁気共鳴断層撮影）を撮ったところ、嗅覚神経に炎症が見つかったという海外の報告があります。さらに、ふるえや歩行障害といったパーキンソン病の症状が見られたといった報告があることから、新型コロナウイルスは神経細胞に障害を与えるのではないかと考えられています。

　そのほか、発疹《ほっしん》や下痢《げり》、さらには日本人ではほとんど現れていませんが、海外では子供に川崎病を併発するケースが複数報告されていて、症状の現れ方に人種差があるらしいことがわかってきました。ただし、新型コロナウイルスに感染したら必ず症状が現れるわけではありません。**無症状であることも多く**、約8割の人ではほとんど症状が現れない、あるいは症状が出たとしても軽症のまま回復しています。

　熱やセキがあるからといって新型コロナウイルスに感染したとはかぎりません。初期にはカゼとの区別ができないため、まずは軽症であれば自宅療養が基本です。症状があるときはいきなり医療機関を受診するのではなく、まずは連絡して受診の方法を相談してください。受診のさいにはほかの人に感染させないよう必ずマスクを装着しましょう。

（岡　秀昭）

Q35 新型コロナウイルス肺炎はほかの肺炎と何が違いますか？なぜ怖いのですか？

肺炎の大半は細菌の感染により発症します。ですから、多くの肺炎は抗生物質（抗菌薬）で治療できます。一方、新型コロナウイルス肺炎のようなウイルスが原因の病気は、抗生物質は効果はなく、現時点で抗生物質に匹敵するほどの効果の高い治療薬はありません。

ましてや登場してまもない新型コロナウイルスについては研究が始まったばかりで、効果が証明された薬は少し改善を早めるレムデシビルという抗ウイルス薬と、重症者の死亡率を下げるデキサメタゾンというステロイド剤のみです。いずれも医師の判断で、ある程度の重症者のみに投与される薬剤であり、軽症の患者さんには使用しません。重症の場合も酸素吸入や解熱剤、脱水に対する点滴などの対症療法と、必要によりレムデシビルやステロイド剤を使用しますが、あとは患者さんが免疫を獲得してウイルスが排除されるのを待つしか手立てがないのが現状です。

さらに重篤《じゅうとく》な状態になると麻酔をかけて眠っていただき、口から気管にチューブを入れる気管内挿管《そうかん》を行い、人工呼吸器という機械につなげて呼吸をサポートします。これはいわゆる生命維持装置の一つです。それでも生命維持が難しい場合、人工の心臓と肺の役割を担う「エクモ（ECMO）」（Q85を参照）という機械につなげて生命を維持しながら自然回復を期待するのですが、そのような状況になった場合の死亡率は高く、たとえ回復してもリハビリなど感染前の状態へ戻る道のりは険しくなります。

こうした点が新型コロナウイルスの怖いところです。

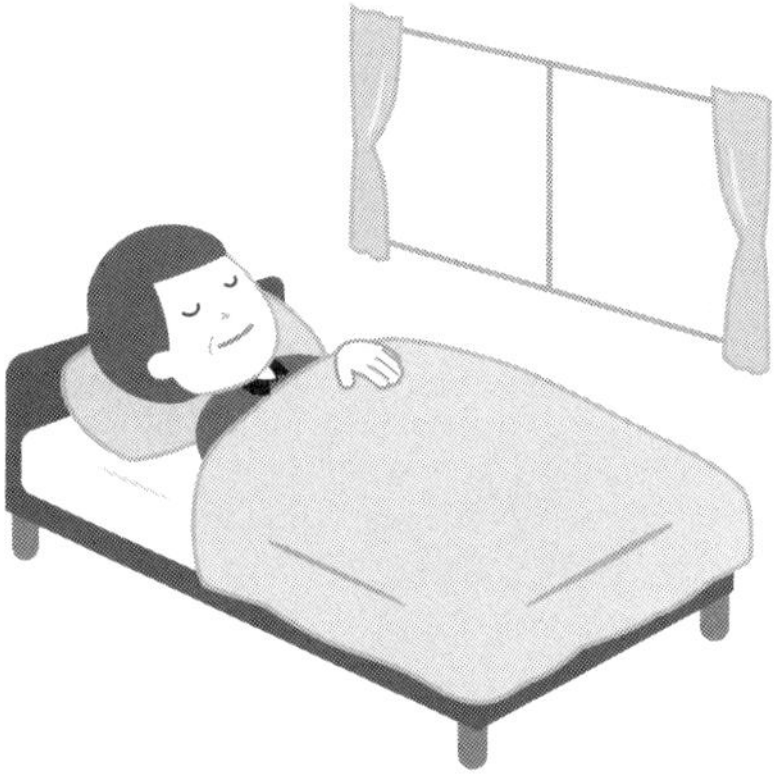

ただし、新型コロナウイルスに感染していると診断されてもパニックにならないでください。健康な人、若い人、持病のない人であればほとんどは軽症で、99％は自然に治ります。

大切なことは重症化しやすい人に感染させないことですから、もともと健康な人はカゼを引いたかなと思ったらまずは自宅療養をしてください。

また、前述の生命維持装置を使用した治療を受けるのかもふだんからよく家族と話し合っておくといいでしょう。

（岡　秀昭）

Q36 新型コロナウイルスに感染しても重症化を防ぐ方法は？

新型コロナウイルスに感染してもほとんどの人は軽症ですみます。しかし、一定の条件がそろうと重症化することがわかっています。その条件とは「高齢である（特に80歳以上）」「太っている」「糖尿病や高血圧、肺気腫《はいきしゅ》などの持病がある」「透析《とうせき》を受けている」「抗がん剤を使っている」などです。重症化を防ぐにはこうした条件からはずれることですが、年齢を巻き戻すことは不可能ですし、急にやせることも難しいでしょう。糖尿病や高血圧などの持病の治療をきちんと行うこと、肺気腫の人は禁煙することがまずは大切ではないでしょうか。

そうなると、重症化を防ぐ最も確実な方法は感染しないことに尽きます。手洗いなどの感染症対策を取るとともに、十分な睡眠を取る、過労をさける、栄養バランスの取れた食事を3食規則正しくとるなど、従来いわれている対策をしっかり遵守することが大切です。ある特定の食品を過剰にとって免疫を高めるなどという情報の多くは過剰広告であり、注意する必要があります。

（岡　秀昭）

Q37 新型コロナウイルス肺炎の重症化で起こる「サイトカインストーム」とはなんですか？

ウイルスや細菌などの異物が体内に入ってくると、私たちの体は好中球や、リンパ球のT細胞やB細胞などの免疫細胞が集まって異物と闘って排除しようとします。このときに活躍するのがサイトカインという物質です。サイトカインは、体のあちらこちらにいる免疫細胞に、異物が侵入してきたから集まって闘おうというシグナルを出します。

もともとは体を異物から守る免疫機構で重要な役割を担っているサイトカインですが、**なんらかの原因で過剰に産生されてしまい、逆にさまざまな炎症症状を引き起こすことがあります。**わかりやすくいえば、多くのシグナルが発せられたため必要以上の兵隊が集まって暴走し、戦場が焼け野原になってしまうイメージです。これが「サイトカインストーム（ストームは「嵐」の意味）」です。

サイトカインにはさまざまな種類がありますが、新型コロナウイルス感染症の重症例では、炎症や免疫応答の調節を行うタイプで、複数あるサイトカインの血中濃度の上昇が認められています。さらに、その一部のサイトカインが血管から血液凝固を促進する分子を放出することが確認されています。**新型コロナウイルス感染症が重症化すると、血栓《けっせん》（血液の塊）ができて狭心症や心筋梗塞《こうそく》を引き起こすことがありますが、これはサイトカインストームが起こったためではないかと推測されています。**

それならば、過剰になっているサイトカインを減らせば重症化を防止できるのではないかという理論が成り立ちます。実際、その研究が今、世界中で進められています。

これまでにリウマチや膠原《こうげん》病など自己免疫疾患《しっかん》（本来は病原体から身を守るはずの免疫システムに異常をきたし、自分自身の体を誤って攻撃をしてしまう病気）をはじめ、多くの病気で炎症を抑える薬が多く開発され、リウマチや膠原病の治療に効果を上げています。こうした抗炎症薬を新型コロナウイルス感染症に使えないかというのです。まだ結論は出ていませんが、有効な治療法になるのではないかと期待が集まっています。（岡　秀昭）

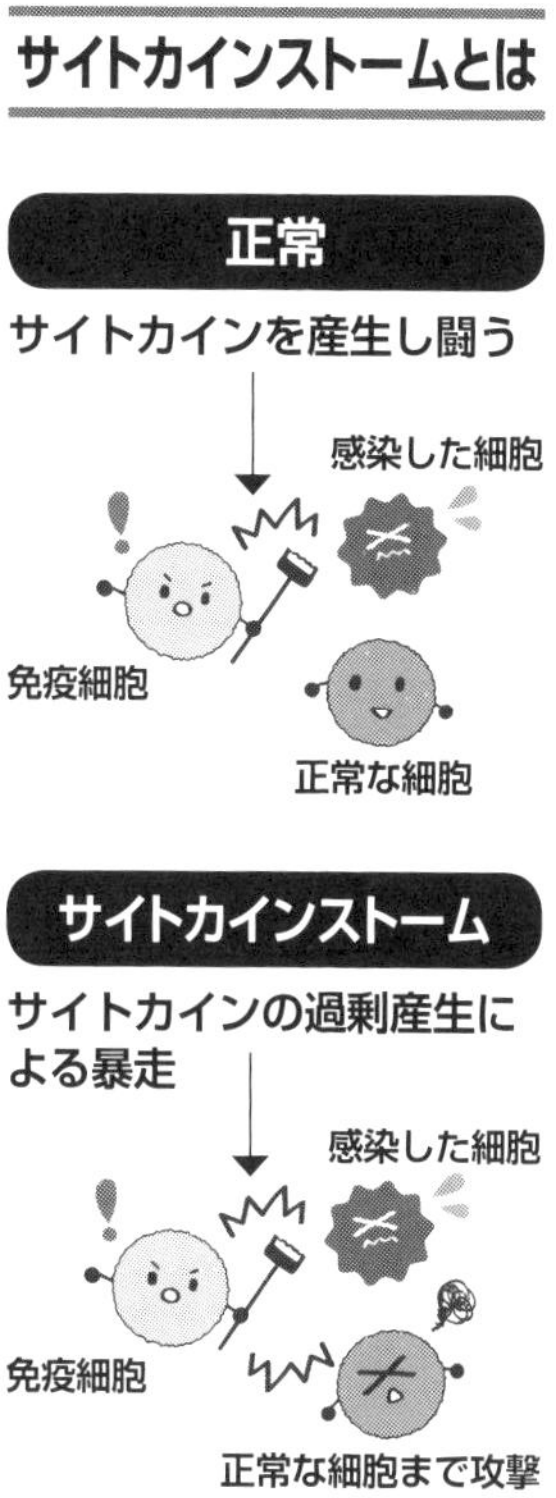
サイトカインストームとは
正常
サイトカインを産生し闘う
感染した細胞
免疫細胞
正常な細胞
サイトカインストーム
サイトカインの過剰産生による暴走
感染した細胞
免疫細胞
正常な細胞まで攻撃

Q38 新型コロナウイルスのワクチンは、誰もが打つべきですか？

ワクチンには生ワクチンと不活化ワクチンの2種類があります。生ワクチンは病原体ウイルスの毒性を弱めたものを原材料としたワクチン、不活化ワクチンはインフルエンザワクチンのように殺菌した病原体ウイルスの成分を原材料にして作られるものをいいます。生ワクチンのほうがより高い免疫力を得られますが、そのぶん、副作用が強く出る危険も高く、妊婦さんや免疫抑制剤を服用中の人などには使えません。

新型コロナウイルスのワクチンでは、不活化ワクチンの研究開発が進められており、一部のワクチンが治験の最終段階まできています。しかし、効果の程度や継続期間、安全性などが完全にクリアされるまではまだしばらく時間がかかると思われます。最近、開発メーカーから高い有効性があると報告されましたが、開発メーカーからの報告はメーカーの利害が絡むため、うのみにはできません。もう少し冷静になって有効なワクチンの開発を待ちましょう。

生ワクチンと不活化ワクチンの違い

生ワクチン

病原体ウイルスの毒性を弱めたものを原材料にして作られる。

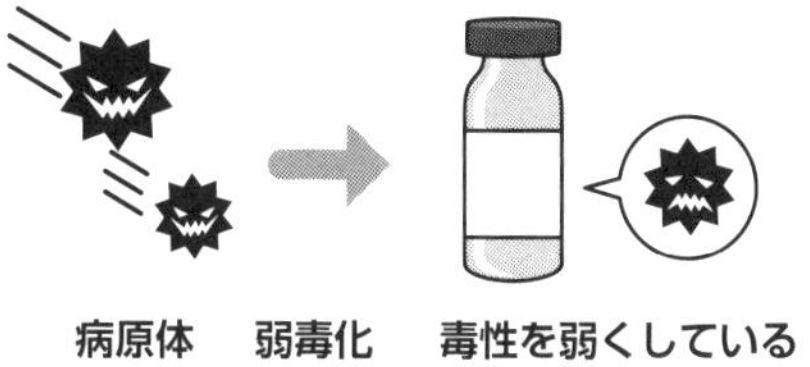

●主な生ワクチン
・麻疹　・風疹
・麻疹風疹混合　・水痘
・おたふくカゼ　・黄熱
・BCG　・ロタウイルス
など

不活化ワクチン

殺菌した病原体ウイルスの成分を原材料にして作られる。

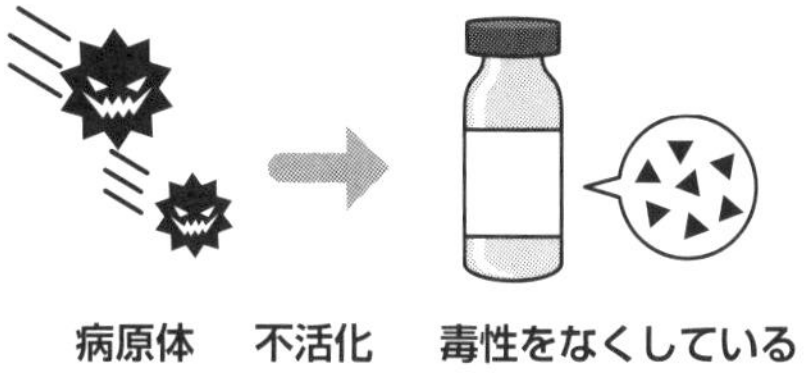

●主な不活化ワクチン
・日本脳炎　・インフルエンザ
・Ａ型肝炎　・Ｂ型肝炎
・インフルエンザ菌b型（ヒブ）
・肺炎球菌
・ヒトパピローマウイルス
など

将来、有効かつ安全性の高いワクチンが開発されたら、誰もが打つべきでしょう。しかし、現実問題としてワクチンの生産量や医療体制を考えると、国民全員の接種は難しいでしょう。感染しても大部分の人が軽症ですむことを考えると、まずは高齢者や持病のある人など重症化しやすい人と、医療従事者が優先的に接種することになると思います。

（岡　秀昭）

Q39 うがいは新型コロナウイルスやインフルエンザの予防に役立ちますか？

うがいは、日本ではよく行われている習慣ですが、欧米などでは石けんや消毒液による手指衛生と比べてそれほど普及しておらず、感染症の予防効果に関する学術論文も多くありません。これまでの論文では、うがいが新型コロナウイルスやインフルエンザなどの感染予防に有効というエビデンス（科学的根拠）は十分に出ていません。

では、うがいをしても、のどからウイルスを完全に除去しきれるわけではなさそうです。うがいは全く意味がないかというと、そんなことはありません。口の中の細菌が肺に入り込むことが原因となって起こる肺炎に誤嚥《ごえん》性肺炎（Q23を参照）があります。誤嚥性肺炎を防ぐには口の中を清潔にしておくことが最も重要です。うがいでなくてもいいのですが、こまめに口の中をきれいにすることは、誤嚥性肺炎予防に役立つと考えられます。

うがいを行うならば、うがい薬を用いずふつうに水で行うといいでしょう。1日に何度もうがい薬でうがいをすると、刺激が強すぎる場合があります。

（岡　秀昭）

Q 40 新型コロナウイルスの医学的に正しい予防法を教えてください。

これまでの研究で新型コロナウイルスの感染力はそれほど強くなく、感染してもほとんどの人がまわりの人にうつしていないことがわかってきました。しかし、周知のとおり実際には感染が拡大しました。これはいったいどういうことでしょうか。新型コロナウイルスは一定の条件がそろうと一気に感染しやすくなります。それが「密閉」「密集」「密接」の３密です。

新型コロナウイルスはクシャミやセキで出るしぶきを近くの人が吸い込む「飛沫《ひまつ》感染」と、感染した人が手にウイルスがついたままドアノブや手すりなどをさわり、そこから他人にうつる「接触感染」が主な感染ルートです。

新型コロナウイルスを含んだ飛沫は1～2《メートル》ほどの範囲で地面に落ちます。密閉された空間に多くの人が集まり、ほかの人と1～2《メートル》離れることができない密接な状態になると飛沫を吸ったり、感染した人の手を介したウイルスに接触したりする機会が増え、感染の可能性が高まります。このことを理解して予防に取り組みましょう。

人と人との距離を最低1《メートル》以上取ること。それがソーシャルディスタンスです。それができないときにはマスクを着用します。ほかの人との距離を十分に取れたり、ほかに人がいなかったりするときには、マスクの着用は不要です。

最近、感染症対策といってビニールの手袋をしている人を見かけます。長時間同じ手袋を使いつづけていると手袋にウイルスが付着するリスクが高くなり、そのままさまざまな物にさわるとウイルスの拡大につながります。手袋を装着するよりも、適切なタイミングで手洗いや手指消毒をするほうが有効です。マスクの代わりにフェイスシールドを装着する人も増えています。マスク装着の目的は飛沫を外に飛ばさないためです。すきまだらけのフェイスシールドはその目的を果たせません。マスクを装着すると肌がかぶれてしまうなど、どうしてもマスクを装着できない場合などを除いては、マスクの代用としてフェイスシールドを利用するのはさけてください。

ドアノブや手すり、共用のパソコンなどみんながさわるところを消毒するのは接触感染を防ぐ意味で理にかなっています。しかし、天井や床まで消毒する必要はありません。そこにウイルスが付着していたとしても、それらをなめたりさわったりすることはまずありえないからです。これを機に、自分たちが行っている対策は本当に有効なのか、もう一度振り返ってみるといいでしょう。

（岡　秀昭）

第3章

症状についての疑問12

Q41 どんな症状が現れたら肺炎を疑うべきですか？

肺炎の代表的な症状にセキや膿《うみ》を含むタン、息苦しさ、息を吸い込んだときの胸痛、発熱などがあげられます。ときには頭痛や吐きけ、動悸《どうき》、倦怠感《けんたい》、寒け、ふるえ（戦《せん》慄《りつ》）、筋肉痛や関節痛、食欲不振などを伴うこともあります。また、マイコプラズマ肺炎（Q19を参照）など、原因菌によっては腹痛や下痢《げり》などの症状が現れることもあります。

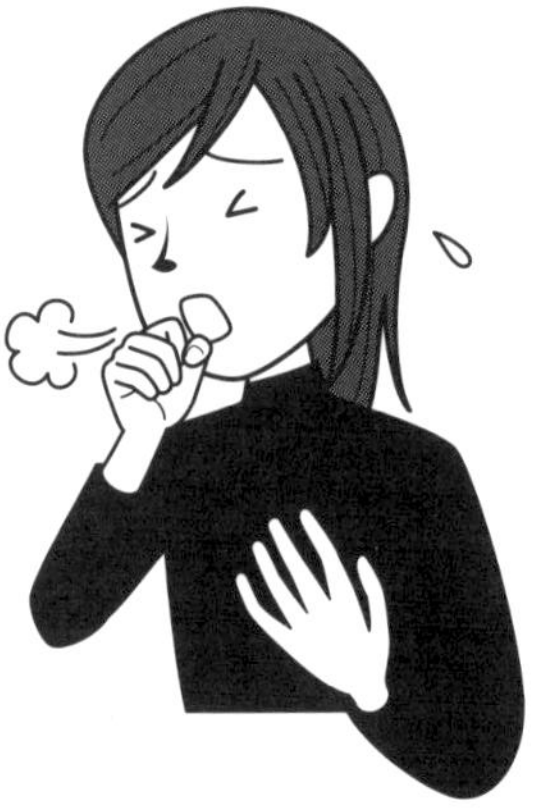

ただし、高齢者は体を守る免疫力が低下していることもあり、こうした症状が見られないこともしばしばあります。高齢者の場合、なんとなく元気がない、食欲がない、呼吸が浅い、ボーッとしているといった、一見肺炎とは思えない症状を示すこともあるので、注意が必要です（Q50を参照）。

本人はもとより、まわりの人もいつもとは感じが違っていると思われるときは、早めに医療機関を受診してください。

（山本　寛）

Q42 肺炎による発熱・セキはカゼと区別できますか？逆にカゼから肺炎は併発しますか？

肺炎、カゼともに細菌やウイルスによる感染症ですが、炎症が起こる場所が異なります。肺炎は気道の気管から気管支の下気道、さらにその先の肺胞《はいほう》にまで炎症が広がった状態です。一方、カゼは一般的に鼻腔《びくう》から咽頭《いんとう》、喉頭《こうとう》での上気道に炎症が起こります。**いずれも、発熱やセキの症状が現れます。**そのため、実際には肺炎にかかっているにもかかわらずカゼだと思い込み、そのうち治るだろうと放置して結果的に肺炎が重症化することがあります。

肺炎とカゼでは同じ発熱やセキでも微妙な違いがあります。肺炎を見逃さないためにも、その違いを知っておきましょう。発熱については、肺炎では38℃以上の高熱が出るのに対し、カゼの場合は一般的にそれほど高くなりません。セキも通常、肺炎では湿性咳嗽《がいそう》といわれる「ゴホンゴホン」というタンがからんだ重いセキが出ることが多いのですが、カゼは「コンコン」というタンが出ない乾いた乾性咳嗽です。こうした症状は、肺炎の場合は1～2週間以上続き、カゼは数日～1週間と短期間であることがほとんどです。

前述したように、カゼはタンが出ないことが多いのですが、出たとしても無色透明です。一方、肺炎はタンの量が多いうえ、黄色や緑色の膿《うみ》のようなタンとなります。

そのほか、肺炎では息苦しさや胸の痛みなどが見られますが、カゼの場合はこうした症状はほとんど起こりません。逆に、カゼに見られ、肺炎では現れない症状として、鼻水、クシャミ、のどの痛みなどがあります。

カゼをこじらせて肺炎になることがあります。カゼで上気道の粘膜が傷つくと、免疫力の低下も加わり、鼻腔などにいてふだん悪さをしない常在菌などが肺に侵入してきて肺炎を起こしてしまうのです。いずれにせよ、発熱やセキなどの症状が現れたら軽視せずに受診することが大切です。特に高齢者の場合は肺炎になりやすく進行も速いので、早めに医療機関を訪れてください。

（山本　寛）

肺炎とカゼの違い

肺炎とカゼでは症状が微妙に違う。このような違いを知り、肺炎を見逃さないことが重要。

	肺炎	カゼ
主な原因	細菌、ウイルス	細菌、ウイルス
感染部位	下気道、肺	上気道
発熱	38℃以上	38℃未満
そのほかの症状	セキ／膿のようなタン／息苦しさ／胸の痛み／寒け／倦怠感／食欲不振　など	セキ／鼻水／鼻づまり／クシャミ／のどの痛み　など
症状が続く期間	1週間以上	数日～1週間

Q43 「肺炎と気管支炎」「肺炎とぜんそく」の症状の見分け方はありますか？

気管支炎は、細菌やウイルスが気管と気管から枝分かれする気管支に炎症を起こす病気です。気管支炎を発症するとほぼ全員にセキが出ます。一方、肺炎ではセキが代表的な症状ではあるものの、高齢者などの場合は、セキが出ないことも多々あります。そのセキも、気管支炎では「ゴホンゴホン」とタンが絡む湿性咳嗽《がいそう》のこともあります し、「コンコン」というタンが出ない乾性咳嗽の場合も見られます。マイコプラズマ肺炎（Q19を参照）でのセキは乾性咳嗽ですが、一般の肺炎では湿性咳嗽です。したがって、**肺炎と気管支炎を症状だけで見分けることはかなり難しいといえます。**

ぜんそくは気道が狭くなってセキや呼吸困難などの発作が起こる病気で、呼吸時にゼーゼー、ヒューヒューと鳴る喘鳴《ぜんめい》が起こるのが大きな特徴です。しかし、**肺炎でも喘鳴が起こることがあるので肺炎とぜんそくの見分け方はそれほど簡単ではありません。**なお、これまで何もなかった人が急に喘鳴を起こす場合は、ぜんそくの可能性が高くなります。

（山本　寛）

Q44 黄色や緑色のタンが出ます。肺炎だとすると何が原因だと考えられますか？

タンは、気管や気管支などの粘液腺《せん》から分泌《ぶんぴつ》される粘液で、体内に侵入してきた細菌やウイルスなどの異物を絡め取って排出するものです。通常は、サラサラで無色の粘液が1日100ミリリットルほど分泌されていて、自然に吸収されたり、飲み込んだりしています。ところが、タンの量が増加したり、性状や色が変化したりしたときには、なんらかの呼吸器の病気が疑われます。

黄色のタンは白血球の一つである好中球が増加したためと考えられ、ウイルス性肺炎や咽頭炎《いんとう》、喉頭炎《こうとう》が疑われます。粘液に緑膿菌《りょくのう》が多く混じっていると緑色のタンになります。この場合は、緑膿菌による肺炎の可能性が高くなります。タンが鉄さび色をしているときは古い出血を含んでいるためで、肺炎球菌性肺炎で多く見られます。

ただし、どんな肺炎でもタンが出るわけではありません。マイコプラズマ肺炎（Q19を参照）ではタンは出ず、空セキが特徴です。なお、血液がまざってタンが暗赤色をしているときは肺がんが強く疑われます。すぐに受診してください。

（奥仲哲弥）

Q45 「高熱や激しいセキ」「倦怠感」はウイルス性肺炎で現れやすいとは本当ですか？

本当です。インフルエンザにかかったことがある人ならおわかりでしょうが、タンはあまり出ないものの、急性の高熱や激しいセキ、倦怠感《けんたい》、寒け、頭痛などの全身症状が現れます。これはインフルエンザウイルスなどが原因のウイルス性肺炎の特徴です。

ウイルスはもともと低温で増殖しやすい性質を持っています。体内でウイルスが増殖すると、免疫細胞の一つが脳の体温調整中枢に働きかけて体温を高くして、ウイルスの増殖を抑えようとするのです。

増殖したウイルスを排出しようとセキが出ます。これも、ウイルスから体を守る生体防御機能の一つです。発熱すると代謝が促進されるため、倦怠感や発汗が生じます。

新型コロナウイルスの流行によりウイルス性肺炎に注目が集まっていますが、肺炎全体に占めるウイルス性肺炎はそれほど多くありません。

（奥仲哲弥）

Q46 「呼吸が浅い・速い」「食欲がない」「疲労感」も肺炎で起こるとは本当ですか？

肺炎では呼吸が浅くなったり速くなったりします。肺炎とは肺に炎症が起きて肺の機能が低下している状態ですから、どうしても深い呼吸ができません。呼吸が浅くなると体内に取り入れる酸素が十分ではなくなるので、呼吸の回数を増やすことで酸素不足を補おうとします。

発熱も浅く速い呼吸をもたらします。私たちの体にはホメオスタシスといって体内環境を一定に保ちつづけようという働きがあります。発熱時には熱を放散して汗をかいたり皮膚の血管を拡張したりしますが、呼吸が浅く速くなるのも体熱放散作用の一つです。

肺炎ではセキがよく出ます。1回のセキで約2キロカロリーを消費するので、何度もセキをすると体力を消耗し疲労感を覚え、食欲もわいてきません。また、食べると息苦しくなることも食欲の減退を招きやすくします。

（奥仲哲弥）

Q47 「動悸」や脈が速い「頻脈」、呼吸時の「胸痛」も肺炎の症状ですか？

Ｑ46で、肺炎で呼吸が速くなるのは体内の酸素が十分でなくなり、それをカバーしようとするためと述べました。血液を送り出すポンプの役目をする心臓も収縮・拡張の回数を増やして、血液の酸素濃度を高めることで体内の酸素不足を補おうとします。そのため動悸《どうき》がしたり脈が速くなったりします。また、体温が上がると心筋（心臓の筋肉）の代謝や興奮性が増して心拍数が増加するため、動悸や頻脈《ひんみゃく》が現れます。

肺炎に関連する胸痛には二つの場合が考えられます。一つは、セキのしすぎによる胸痛です。セキが出るとき、胸腔内圧《きょうくうないあつ》（肺と胸郭《きょうかく》のすきまの圧力）が急に高くなるため、肋骨《ろっこつ》そのものや肋間筋などを傷めて胸部に痛みが生じやすくなります。骨量の減った高齢者などでは、セキをしたさいに肋骨が折れることもあります。

もう一つは肺の炎症が肺の組織を覆っている胸膜まで広がり、胸膜炎を併発している場合です。吸気時に痛みが強くなるときは胸膜炎が疑われるので、速やかに医療機関を受診してください。

（奥仲哲弥）

Q48

肺炎はどんな経過をたどって進行しますか？ 重症か軽症か、症状で見分けがつきますか？

新型コロナウイルスによる肺炎はウイルスが直接、肺胞《はいほう》に入ってきて、さらに肺胞を取り囲む間質に侵入し、炎症（間質性肺炎）を起こしますが、一般的な肺炎ではウイルスや細菌が直接、肺胞に侵入することはまれです。

肺炎の多くは、カゼにかかり咽頭《いんとう》や喉頭《こうとう》に炎症が起こります。免疫力が低下しているとウイルスや細菌が排除されずに気管支へと侵入して気管支炎を起こします。ここでもウイルスや細菌が増殖してしまうと、気管支からさらに先の肺胞にまで炎症が広**がり肺炎になります。**咽頭炎や喉頭炎の段階では、のどの痛みやクシャミが多くなりますが、気管支炎になるとセキが止まらなくなり、肺炎では高熱が出ます。病原菌が肺胞を突き破って胸膜まで達すると、胸膜炎を引き起こして胸痛が生じます。

症状だけで肺炎の重症度は判断できません。というのは高齢者では、免疫力の低下などにより発熱やセキなど症状が出にくいことが多いからです。そのため、重軽症の判断は通常、Ａ《エー》－ＤＲＯＰ《ドロップ》という判定指標が用いられます（Ｑ71を参照）。（奥仲哲弥）

Q49 肺炎の重症化で起こる「敗血症」とはなんですか？どんな症状が現れますか？

敗血症とは、なんらかの感染症を引き起こしている主に細菌の毒素が、血液の流れに乗って全身にまわったり、感染症により免疫細胞が炎症性サイトカイン（Q37を参照）を大量に作り出したりして、さまざまな臓器に炎症が生じている状態をいいます。

敗血症の原因となる感染症の中で最も多いのは肺炎と尿路感染症です。肺炎からいえば敗血症は肺炎の終末期といえます。

初期症状としては、39℃ほどの高熱が出たかと思うと熱が1℃くらい急に下がる〝スパイク・フィーバー〟をくり返します。また、悪寒《おかん》がしたり、全身のふるえや発汗、頻呼吸などが見られたりすることも多くあります。さらに、腎臓《じんぞう》や肝臓にも炎症が起こると、排尿困難や肝機能低下などが現れます。

敗血症の大きな問題は、治療を早期に始めないと生命にかかわる危険が高くなることです。特に、敗血症が重症化して敗血症性ショックに陥ると、さらにその危険は高まります。

したがって診療の現場では、肺炎に伴って敗血症になっていないかの診断が重要になります。敗血症の多くは急性の経過をたどるため、敗血症と診断された場合は、原因となっている病原体に効果のある抗菌薬を用いて早急に治療を開始しなければなりません。しかし、敗血症の原因菌は黄色ブドウ球菌や大腸菌、緑膿菌《りょくのう》、カンジダを主とした真菌など多岐にわたるうえ、原因菌が特定されるまでに時間がかかることから、診療の現場では、まずはさまざまな細菌にある程度効く薬の投与から始めるのが一般的です（エンピリック治療という。Q74を参照）。敗血症性ショックが起こっている場合は、大量の輸血や酸素吸入も必要になります。

敗血症性ショックの診断指標

1. 意識が低下している
2. 呼吸数が1分間に22回以上
3. 最高血圧（収縮期血圧）が100ミリ以下

感染症が疑われ、上記3項目のうち2項目に該当する場合は敗血症性ショックが疑われる。

敗血症は、免疫力が弱い乳児や高齢者、糖尿病やがん治療中の人がなりやすいことがわかっています。特に、敗血症による死亡者の4分の3以上を高齢者が占めているといわれています。高齢者で肺炎が疑われるときは、敗血症をさけるためにも、すぐに医療機関を受診してください。

（奥仲哲弥）

Q50 高齢者は自覚がなくても肺炎の場合も多いとのこと。家族はどう察すればいいですか？

高齢者は免疫機能が低下しているため、細菌やウイルスなどに感染しやすく、肺炎のリスクも高くなります。しかし、体の反応も鈍くなり、発熱やタンなどの症状が現れにくくなっているため、肺炎でよく見られる高熱やタン、息苦しさといった典型症状が出ないことがよくあります。肺炎に気づかずに放置し、肺炎の終末期ともいえる敗血症（Q49を参照）になって救急搬送されることも珍しくありません。

こうしたことをさけるには、家族を含めた周囲の人の気づきが重要になります。

肺炎を発症している高齢者によく見られる症状として「食欲がない」「体をさわったら熱い（発熱）」「ボーッとしている」「動きが鈍い」「体がだるそうだ」「なんとなく元気がない」「ハアハアと浅い呼吸をしている」などがあります。さらには「会話のつじつまが合わなくなっ

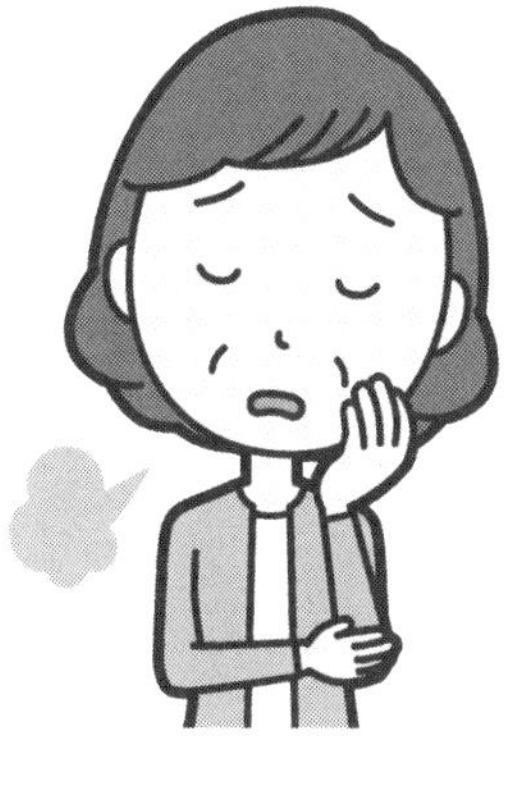

高齢者で肺炎が疑われる症状

免疫力が低下している高齢者の場合、高熱やタン、息苦しさといった肺炎の典型症状が現れないことも少なくない。また、そういった症状が出ていたとしても本人が気づかないこともある。それだけに周囲の人が本人に代わって早期発見することが大切。次のような症状が見られたら肺炎の可能性があるので受診を促そう。

- □ 食欲がない
- □ 体がだるそう
- □ なんとなく元気がない
- □ 体をさわったら熱い（発熱）
- □ ボーッとしている
- □ 動きが鈍い
- □ ハアハアと浅い呼吸をしている
- □ 会話のつじつまが合わなくなった
- □ 失禁してしまった

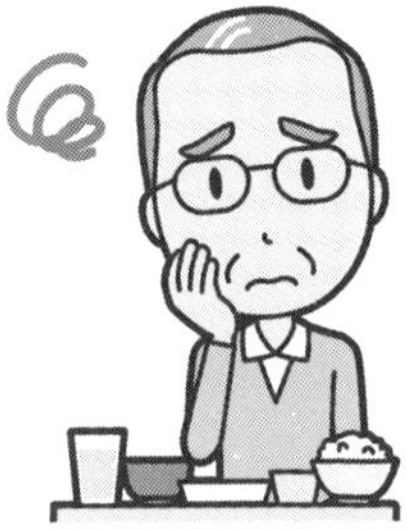

た」「失禁してしまった」など、一見、肺炎とは無関係に思える症状が、肺炎によって引き起こされていることもあります。

どれも〝年だから〟と片づけてしまいそうな症状なので注意が必要です。ふだんから高齢者のようすを気にかけ、いつもと違う症状が見られたときは、早めに受診につなげましょう。

（奥仲哲弥）

Q51 肺炎が原因で脳梗塞が起こると聞きましたが本当ですか？

肺炎はしばしば脳梗塞《こうそく》を併発します。肺炎が引き起こす脳梗塞には主に二つの経路が考えられます。一つは、肺炎の病原体が血管内を傷つけて血管内皮障害が起こり、血栓《けっせん》（血液の塊）ができ、それが血液の流れに乗って脳へ送られ、脳の血管をつまらせてしまう経路です。高コレステロール血症や脂質異常症の人は血栓がよりできやすく、脳梗塞の危険がいっそう高くなります。

もう一つは脱水です。熱を発すると、それを下げようと体内でさまざまな体熱放散作用が起こります。その一つが発汗による水分蒸発作用です。その結果、血液の水分が少なくなり、いわゆる血液がドロドロ状態になるため、血栓ができやすくなります。

また、肺炎で寝たきりの状態が続くと、脳梗塞のリスクが高くなります。これは、飛行機などの狭い座席に長時間座って体を動かさないと血行不良から血栓ができ、それが血管の中を流れて肺動脈につまるエコノミークラス症候群と発症のしくみが似ています。

（奥仲哲弥）

Q52 子供に肺炎の症状が出たらどうしたらいいですか？

免疫機能がまだでき上がっていない乳児が肺炎になると、重症化しやすいので注意が必要です。また、小学生ぐらいだと放っておけば治ると親が思い込み、治療が遅れて結果として重症化することがあります。

いずれにせよ、**子供に肺炎が疑われる症状が見られたら速やかに医療機関に連れていきましょう。**

肺炎が軽度で入院ではなく自宅での療養となった場合、いくつか気をつけることがあります。肺炎は病原体の感染症です。したがって、**ほかの家族に病原体が感染しないようにしなければなりません。**

例えば、家族とは別室で過ごさせる、タオルは共用しないで個人専用のタオルを使用する、家族が箸《はし》で取り分ける大皿料理はやめて一人ひとり盛りつける料理にするなどです。高齢者と同居している場合、子供と高齢者が接する機会を極力少なくすることも大切です。

（奥仲哲弥）

第4章

検査・診察・診断についての疑問18

Q53 肺炎が疑われたら何科へ行くべきですか？ 近所のクリニックでもいいですか？

まずは、内科全般を診《み》る近所のクリニックを受診することをおすすめします。

肺炎を診断するには胸部エックス線撮影（Q59を参照）が欠かせないので、胸部エックス線撮影ができるクリニックであればなおいいでしょう。

聴診や胸部エックス線撮影などの結果、肺炎の可能性が高かったり、ほかの病気との鑑別が必要だったりして、より専門的な検査をしたほうがいい場合には、クリニックでは大学病院などの呼吸器内科を紹介してくれるはずです。なお、紹介状なしに大学病院などを受診すると診察料とは別に特別料金がかかります。

ところで、肺炎をはじめとする呼吸器の病気は、循環器や消化器と並んで患者さんの数が多く、病気の種類も多いのですが、それを専門に診療する呼吸器内科医は循環器科や消化器科の医師よりも少ないのが現状です。高齢化によって肺炎の患者数は増える傾向にありますが、医師が少ないことを鑑みると、予防に努めることが肝心です。

（山本　寛）

Q54 肺炎の検査や診断はどんな流れで行われますか？

流れとしては、まずは**問診**（Q55を参照）で症状や持病などを聞き、次に呼吸音を調べる**聴診**（Q58を参照）を行い、さらには体温やパルスオキシメーターという機器を手指にはさんで**酸素飽和度**（動脈の赤血球に含まれるヘモグロビンが酸素と結合している割合）を測定し、**視診**にて呼吸数をチェックします。これらの検査で、肺炎かどうかの大まかな見当がつきます。

肺炎が疑われる場合は、**血液検査**（Q61を参照）や**胸部エックス線撮影**（Q59を参照）が行われ、**肺炎特有の所見が得られたら「肺炎」と診断されます。**

肺炎の診断がついたら、重症であれば入院、軽症であれば外来での治療となります（Q71を参照）。

肺炎の治療の中心は原因病原体に対する薬物治療です。病原体によって用いる治療薬が異なるため、喀痰《かくたん》検査（Q66を参照）などで病原体を特定します。

また、市中肺炎（Q８を参照）の場合は、重症度やその人の生活環境などを考慮して、入院での治療か通院治療かが決められます。

（山本　寛）

Q55 最初の問診では何を聞かれますか？準備すべきことはありますか？

呼吸器の病気を調べる検査はたくさんあります。しかし、すべての検査を行うと患者さんには体にも経済的にも大きな負担をかけることになり、デメリットのほうが多くなります。可能性のある病気を絞り込んで、その患者さんに必要な検査を行うためには、問診で得られる情報は非常に重要な手がかりとなります。

問診で必ず聞かれるのが症状についてです。どういう症状がいつごろ出たのか、その症状がどのような状況で現れるか・強まるのかなど、詳細な情報であればあるほど診断に役立ちます。例えば、「2日前に食事をしたときむせた」ということであれば、誤嚥《ごえん》性肺炎（Q23を参照）ではないかと推測できます。また、肺炎ではないかと見当をつけるうえで特に役立つのが発熱の経過です。何℃の熱がいつ出て、その後も続いたのか、それとも下がったのか、しだいに熱が高くなったのかなどです。タンの症状があるときも時系列の経過がわかると鑑別につながります。

症状以外では、**これまでにかかった病気や現在治療を受けている病気について**（既《き》往《おう》歴）、**喫煙歴**がある場合は1日に何本のタバコを何年ぐらい吸っているのか、家族や周囲にタバコを吸う人がいるのかなども話してください。

問診で聞かれる主な内容

症　状	どんな症状か、いつごろ始まったか、どんなときに起こるか　など
既往歴	これまでかかった病気、現在治療中の病気　など
喫煙歴	1日に何本のタバコを何年ぐらい吸っているか 周囲に喫煙者はいるか　など
職業歴	原因物質を吸い込みやすい環境にいる職業か
生活環境	住環境やペット飼育の有無　など
薬　歴	市販の薬や漢方薬、サプリメントなどを服用していないか

　ほかの病気で服用している薬やサプリメントの副作用で、肺炎が起こることがあります（Q17を参照）。漢方薬も含め、**服用中の薬があったら必ず医師に伝えましょう**（薬歴）。また、小さなチリを吸い込む機会が多い職場や、ペットの毛やフンなどが原因で起こる肺炎もあるので、**職業歴や生活環境**についても話します。

　病歴や薬歴などが書かれた**お薬手帳を持っている人の場合、正確に病歴や薬名を把握できるので、受診時に持参してください**。また、新型コロナウイルス感染症の流行を機に、自宅で酸素飽和度を測定する人が増えています。そのデータがあれば提示してください。**症状の経過をメモしておくと**問診がスムーズにいきます。

（山本　寛）

Q 56

新型コロナウイルス感染症の疑いがある場合、何を聞かれますか？

新型コロナウイルス感染症の場合、発熱やセキ、呼吸困難といった肺炎らしい症状以外に、味覚障害や嗅覚《きゅうかく》障害が見られることがよくあります。したがって、**味やにおいがわからなくなっていないかは必ず聞かれます。**頭痛や下痢《げり》、食欲不振、嘔吐《おうと》の症状が現れることもあるので、そうした症状があるときは必ず伝えてください。

もう一つ必ず質問されるのが濃厚接触についてです。2週間以内に、新型コロナウイルス感染症と診断された、もしくは疑われる人といっしょにいたことがあるか、飲食店での会食（接客を伴うものも含む）やライブハウス、カラオケなどに行ったかなどです。また、2週間以内に、海外旅行に行ったか、海外から帰国したかという海外渡航歴も聞かれます。

新型コロナウイルス感染症にかかった疑いを持ったときは、医療機関を直接訪ねるのではなく、前もって保健所や医療機関に問い合わせ、その指示に従ってください。

（山本　寛）

Q57 肺炎の重症化で起こる「敗血症」を発症しているかどうか、どのように調べますか？

敗血症とは、なんらかの感染症を引き起こしている細菌などの毒素が全身にまわったり、感染症により免疫細胞が炎症性サイトカイン（Q37を参照）を大量に作りだしたりして、さまざまな臓器に炎症が生じている状態をいいます（Q49を参照）。敗血症の原因となる代表的な感染症の一つが肺炎です。

敗血症の治療で欠かせないのが血液検査です。免疫を担う白血球の数の増加ないし減少が見られないか、止血や血液凝固作用を持つ血小板数が減少していないか、酸素濃度が低下していないかなどを調べます。敗血症では腎臓《じんぞう》や肝臓が障害されることがあるため、ビリルビンやクレアチニンの血中濃度も確認します。ビリルビンは、古くなった赤血球が破壊されたさいにできる成分で、最終的に肝臓で処理されて胆汁に排出されます。クレアチニンは筋肉で作られる老廃物の一つで、腎臓でろ過され尿中に排泄《はいせつ》されます。ビリルビン値が高いと肝臓、クレアチニン値が高いと腎臓の働きが低下していると考えられます。また、**呼吸数や血圧の検査も実施されます。**（山本　寛）

Q58 聴診器で聴くと肺炎かどうか大方わかるそうですが、どんな音が聞こえますか?

空気が気管支の分岐部を通るとき、乱流が発生します。そのときに生じる音を呼吸音といいます。聴診器を胸や背に当てて、異常な呼吸音（副雑音）がないかを調べるのが聴診です。副雑音が聴かれた場合には、「音の強弱や高低」、「吸気時あるいは呼気時に生じるのか」、「音が断続しているのか連続しているのか」、「どんな種類の音なのか」などから病気を予測します。

通常の肺炎では、息を吸っているときに水泡音という、ちょうど鍋のお湯が沸騰しているようなボコボコボコという低い音が断続的に聴こえます。これは、気管内にたまったタンが呼吸運動に伴ってはじける音だといわれます。水分は音の伝達がいいので、患者さんに声を出してもらうと、肺炎を起こしている場所でその人の声が明瞭に聴こえるのも肺炎の特徴です。

副雑音が息を吐いたときにチリチリ、プツプツといった細かい音（捻髪《ねんぱつ》音）が断続的に聴こえた場合は、間質性肺炎（Q14を参照）が疑われます。

（山本　寛）

Q59 肺炎の有無は「レントゲン」や「CT」でわかりますか？

レントゲン検査（胸部エックス線撮影）に用いられるエックス線（放射線の一種）には、空気や脂肪を透過しやすく、水や筋肉には中程度の透過度があり、骨の透過度は低いという特徴があります。この特徴を利用して肺の状態を診《み》るのが胸部エックス線撮影です。

肺は、内部に空気がたくさんあるために黒く映り、肺を囲んでいる肋骨《ろっこつ》は白っぽく映ります。ところが肺炎が起こると、肺胞《はいほう》内に滲出《しんしゅつ》液が入ってきて、空気と置き換わります（Q2を参照）。胸部エックス線撮影では、そこが白い陰影として映ります。肺胞が滲出液で水浸しにならずに、ある程度空気が残っている場合は、うっすら白い陰影（すりガラス影）が映し出されます。この場合は、炎症が起こっている部位は主に気管支で、肺胞にそれほど炎症が起こっていないと推測されます。

胸部エックス線撮影で肺炎の確定診断はほぼ可能です。

症状や血液検査などの結果ではどうも肺炎が疑われるけれど、胸部エックス線写真

では陰影が認められないことがあります。その場合にはCT検査（コンピュータ断層撮影）が行われます。

CT検査もエックス線を利用した検査法です。体の周囲を検査機が1周しながらエックス線を照射し、エックス線が透過する量を測定してそのデータをコンピュータ処理し、体を輪切りにしたような断層画像にします。炎症のある位置や広がりなどの情報を細かく得られることから、**がんや心不全などとの鑑別が必要な場合にもCT検査が実施されます。**

肺の異常を検出する能力は、CT検査のほうが胸部エックス線撮影よりも優れているのですが、1回の検査で被曝《ひばく》する放射線量は1年中、日光に当たった場合の3倍に相当するぐらい莫大で、がんの発症リスクが高まり、医療費も高いことから、胸部エックス線撮影を優先して行うのが一般的です。

（山本　寛）

胸部エックス線撮影、CT検査で見つかった肺炎

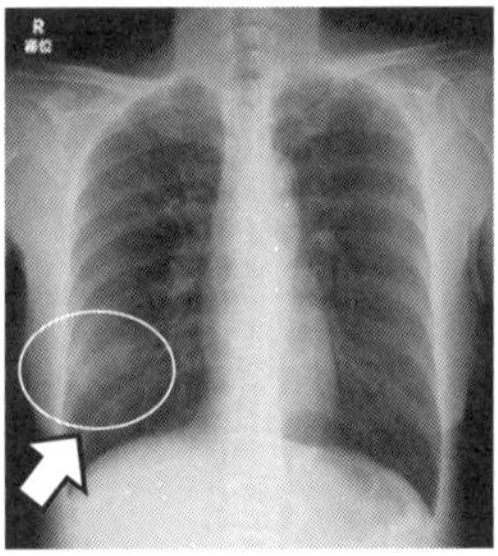

胸部エックス線写真

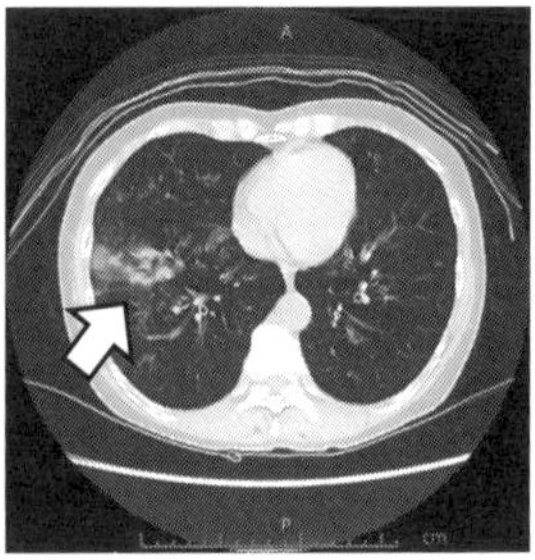

CT画像

Q60 肺炎の有無がわかる超音波検査「肺エコー」とはどんな検査ですか？

エコー（超音波）は人の耳に聞こえないほど高い周波数の音です。超音波を生体内に向けて照射すると、内臓や筋肉、骨などにぶつかって反射し戻ってきます。この反射波をとらえて画像化し、臓器の位置や形などを観察するのがエコー検査です。

検査する部分に空気があると鮮明な画像が得られにくいため、エコー検査は空気の多い肺の検査には適さないとされてきました。しかし近年、装置の技術的な進歩や多くの診断法が開発され、徐々に取り入れられてきています。特に、ＩＣＵ（集中治療室）での利用が増えています。ＩＣＵの患者さんは重症で、エックス線撮影室やＣＴ検査室への移動が難しいことが多いのですが、**エコー検査装置はベッドサイドまで持ってこられるので患者さんは移動せずにすむ**からです。また、肺エコー検査が肺炎に有用とするデータも増えています。ヨーロッパの研究では、感度（病気を見逃さない割合）が約93％と精度がかなり高い結果が出ています。しかし、炎症の範囲が胸部エックス線撮影ほど明確ではないなど、**評価はまだ定まっていません。**

（山本　寛）

Q61 肺炎を疑って血液検査を行う場合、血液中の何を見るのですか?

血液検査で、肺に炎症が起きているか、炎症の程度はどのくらいなのかなどを調べることができます。

感染が起こると、体を守る免疫の中心的な役割を担う白血球が作られて数が増えます。特に細菌性肺炎の場合は、白血球の一種で細菌やウイルスを食べたり殺したりする「好中球」の数が増えます。ただし、重症になると白血球の産生が追いつかず、低値になることもあります。

炎症が起こると「CRP《シーアールピー》（C反応性たんぱく）」と呼ばれるたんぱく質が増えてきます。その数は炎症が起こって2～3日後にピークとなりますが、初期や高齢者、肝臓の障害がある人などは上昇しにくいので注意が必要です。

CRPよりも早く上昇するのが「プロカルシトニン」です。健康な人の血液中には存在しない物質ですが、細菌に感染すると肺や小腸で作られ、血液中に放出されます。プロカルシトニン値が大きく上昇した場合は、重度の細菌性肺炎が疑われます。

また、血沈といって、抗凝固剤を混ぜた血液を細長い管に入れて**赤血球の沈む速さを測定する検査**もします。この速度が速いと炎症が起きていると考えられるためです。これは、炎症や感染症が生じると増える血液中の「グロブリン」というたんぱく質が、赤血球の沈降速度を速める性質があるからです。

特定の病気に伴って血液中に出てくる物質を血液マーカーといいます。**間質性肺炎の血液マーカーとして**KL-6、SP-A、SP-Dがあります。間質性肺炎と一般的な肺炎を鑑別したいときに有用です。

肺炎ではありませんが、COPD《シーオーピーディー》（慢性閉塞《へいそく》性肺疾患《しっかん》。Q29を参照）の状態を診《み》るために、動脈血を採取して、血液中の酸素濃度や二酸化炭素濃度を測定する**動脈血ガス分析が行われることもあります**。この場合の検査に用いられる動脈血は、手首の橈骨《とうこつ》動脈あるいは足のつけ根の大腿《だいたい》動脈から採取します。

（山本　寛）

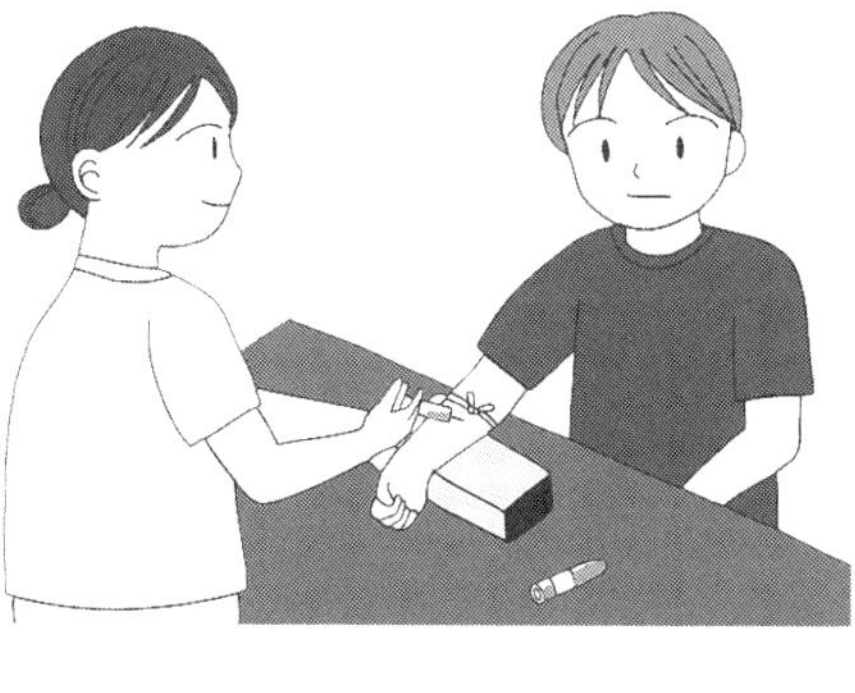

Q62 呼吸機能検査でも肺炎の発症があるかわかるそうですが、どんな検査ですか？

呼吸機能検査

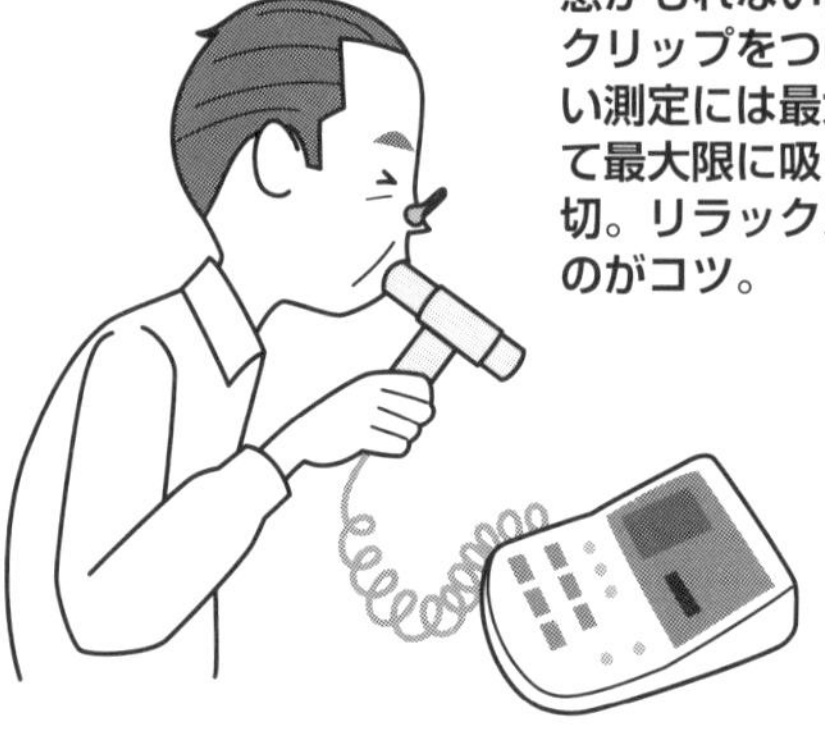

呼吸機能検査では鼻から息がもれないように鼻にクリップをつける。正しい測定には最大限に吐いて最大限に吸うことが大切。リラックスして行うのがコツ。

呼吸機能検査はスパイロメータという器具を使って、肺がどれだけ多くの空気を吸い込むことができ、どれだけ大量に素早く吐き出せるかを測定する検査です。これにより、**肺の働きの程度や肺や気管支の病気がないかを調べることができます。**思い切り息を吐いたり吸ったり、息をこらえたりしなければならず決してらくではありませんが、体への負担は少なく、10分程度で終わる簡単な検査です。

一般的な検査の流れは次のようになります。

①鼻から空気がもれ出ないように、鼻にクリップをつけ、次にマウスピースを装着します。

②ふだんと同じ呼吸を数回くり返したらゆっくりと最後まで吐き切り、次に吸えるだけ吸い、再びゆっくり吐けるだけ吐き出します。この吐き出された呼気の量が「肺活量」です。年齢や性別、身長から算出した基準値に対する肺活量の割合を「％肺活量」といいます。

③もう一度、ふだんと同じ呼吸を数回行ったら、大きく息を吸い、思い切り〝勢いよく〟吐き切ります。このときの空気の量が「努力肺活量」、最初の１秒間に吐いた空気量が「１秒量」で、努力肺活量に対する１秒量の比率を「１秒率」と呼びます。

肺活量の基準の目安は、成人男性で３５００㎖《ミリリットル》、成人女性で２５００㎖《ミリリットル》ですが、年齢、性別、身長などによって基準値は異なります。

％肺活量が80％未満の場合は、肺が伸び縮みしなくなっていると考えられ、間質性肺炎や結核の既往、肺の切除術後などが疑われます。

１秒率が70％未満の場合は、空気の通り道が狭くなっていると考えられ、COPD《シーオーピーディー》（慢性閉塞《へいそく》性肺疾患《しっかん》。Q29を参照）の可能性が高くなります。

なお、間質性肺炎以外の一般の肺炎で呼吸機能検査を行うことはありません。

（山本　寛）

Q 63

肺炎の原因はどんな検査でわかりますか?

肺炎の原因となる病原体は何なのかを突き止めなければ、どのような治療薬が適しているかがわかりません。

病原体という犯人を捜す方法にはいくつかあります。

通常、肺炎が疑われたとき、胸部エックス線撮影（Q59を参照）や血液検査（Q61を参照）とともに、すぐに行われるのが「喀痰《かくたん》検査」（Q66を参照）です。タンに含まれる細菌を調べる検査で、主に「塗抹《とまつ》検査」と「培養《ばいよう》検査」が行われます。

インフルエンザの流行時期に、鼻やのどを綿棒でこする検査を受けたことがある人が多いのではないでしょうか。これはインフルエンザウイルス特有のたんぱく質（抗原）を検出してインフルエンザの感染の有無を調べるものです。このような検査を「抗原検査」（Q64を参照）といいます。

そのほか、気管支鏡を用いた「気管支鏡検査」（Q67を参照）や肺の炎症組織を採取して調べる「外科的肺生検」（Q68を参照）などがあります。

（山本　寛）

Q64 肺炎の人の鼻やのどを綿棒でこする「抗原検査」では何がわかりますか？

体内に侵入してきたウイルスや細菌などの異物の表面には、それぞれ特有のたんぱく質（抗原）があります。免疫細胞はその抗原に結合する抗体を作るのですが、この生体防御システムを利用したのが「抗原検査」です。

抗原検査では、鼻やのどを綿棒でこすり、採取したぬぐい液（検体）に、抗体を含んだ薬を混ぜます。もし反応が起これば、その検体に異物が入っている、つまり細菌やウイルスに感染していると考えられます。

抗原検査で用いられる検体は、鼻やのどのぬぐい液だけでなく、タンや血液、尿も使われます。

ただし、抗原検査は異物の量が少ないと検出できないことがあります。

抗原検査と似たものに「抗体検査」があります。これは、検出したい異物の抗体だけに結合するたんぱく質（抗原）を検体（この場合は血液内）に入れて反応を調べるものです。反応が確認された場合は、過去にすでに感染し、体内に抗体ができていると考えられます。しかし、抗体ができるまでに一定期間かかるため、その期間中に検査を行うと陰性の結果が出ることもあります。

ちなみに、インフルエンザの流行時期に広く行われているインフルエンザ検査は抗原検査で、10〜15分程度で結果が出ることから「迅速《じんそく》検査」と呼ばれます。迅速検査には、インフルエンザウイルスだけでなく、肺炎球菌やマイコプラズマの感染を調べるキットもあります。

（山本　寛）

病原体を特定する検査

検体	検査法	検出される病原体
喀痰	抗原検査	肺炎球菌　など
血液	抗原検査	サイトメガロウイルス クリプトコッカス　など
	抗体検査	マイコプラズマ クラミドフィラ・ニューモニエ　など
尿	抗原検査	肺炎球菌　など
鼻腔・咽頭	抗原検査	インフルエンザウイルス マイコプラズマ

Q65 新型コロナで「PCR検査」が有名になりましたが、抗原検査や抗体検査とどう違いますか？

抗原検査は病原体そのものを検出する検査、抗体検査は病原体に対する抗体を持っているかを調べる検査です（Q64を参照）。それに対して、「PCR《ピーシーアール》検査」は病原体の**遺伝子を増幅させて調べる「遺伝子検査」**です。

PCRは「Polymerase《ポリメラーゼ》 Chain《チェーン》 Reaction《リアクション》」の頭文字で、ポリメラーゼ連鎖反応と訳されます。PCR検査はこのポリメラーゼ連鎖反応を利用したものです。

細胞はDNA（遺伝情報の伝達に関与）とRNA（たんぱく質合成に関与）、ウイルスはDNAかRNAのどちらかの核酸を持っています（Q9を参照）。DNAとRNAは4種類の塩基が連なったもので、その配列は病原体の種類ごとに異なります。

PCR検査は、DNAポリメラーゼという酵素を使って、その病原体固有のDNAの塩基配列部分を増幅させて調べる検査です。そこの部分が確実に増えてきたことが確認されれば陽性と判定され、現在病原体に感染していると考えられます。ただし、**実際は感染しているのに結果が陰性（偽陰性）の場合もあります。**

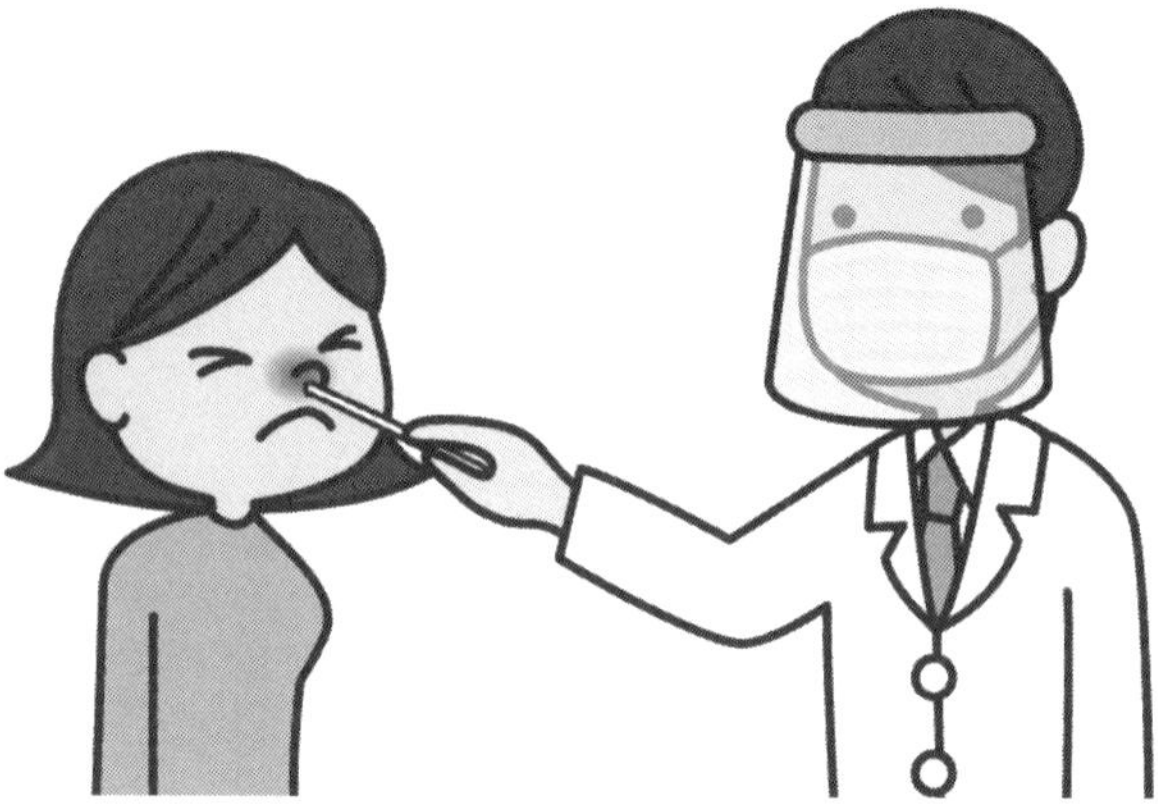

ちなみにコロナウイルスはＲＮＡを持つウイルスです。そのためＲＮＡをＤＮＡに変える作業が加わります。

新型コロナウイルス感染症のＰＣＲ検査は、当初、鼻やのどから検体を取る方法だけで行われていましたが、かなり奥まで綿棒を入れなくてはならず痛みを伴うことがありました。その後、発症から９日以内であれば、唾液《だえき》を採取する方法と鼻やのどから取る方法では精度に差がないとの研究報告が出され、今では唾液ＰＣＲ検査も行われています。

なお、新型コロナウイルス感染症に関しては、抗原検査と抗体検査も活用されるようになっています。しかし抗原検査の場合、精度はＰＣＲ検査に比べると少し劣ると報告されています。また、抗体検査はあくまでも過去に感染したかを判定する検査であり、現在感染しているかは判定できません。（山本　寛）

Q66 タンを採取する「喀痰検査」では何がわかりますか？

肺炎の原因となる病原体の特定のために行うのが、タンを調べる「喀痰検査《かくたん》」です。信頼できる結果を得るには口の中ではなく、肺の奥にあったタンが必要です。そのため、うがい薬でうがいをしてから、深く息を吸い、肺の奥からタンを出し採取します。採取したタンを調べる主な方法に「塗抹《とまつ》検査」と「培養《ばいよう》検査」があります。

塗抹検査は標本を染色し、顕微鏡で観察するもので、最も広く行われているのがグラム染色です。青く染まるものをグラム陽性、赤く染まるものをグラム陰性といいます。グラム陽性の細菌としては肺炎球菌やブドウ球菌など、グラム陰性はインフルエンザ菌や緑膿菌《りょくのう》などがあります。

培養検査は、病原体を培地（細菌が発育するのに必要な栄養素を含んだ土壌のようなもの）に置いて増殖させる検査です。塗抹検査より感度（病気を見逃さない割合）はいいのですが、塗抹検査が30分～1時間で結果が出るのに対し、培養検査は増殖するのに数日～数週間かかるのが欠点です。

（山本　寛）

Q67 医師から「気管支鏡検査」を行うといわれました。私は重症でしょうか？

気管支鏡検査は気管や気管支に内視鏡を挿入して内腔《ないくう》を観察したり、組織や分泌物《ぶんぴつ》を採取したりする検査で、肺炎が重症だから行われるわけではありません。

胸部エックス線撮影やCT検査（コンピュータ断層撮影。Q59を参照）で一般的な肺炎ではない肺の画像所見が見られた場合に、本当に一般的な肺炎ではないのか、がんなどほかの肺の病気ではないのかなどを確認するために行われるものです。

必要に応じて経気管支肺生検や気管支肺胞《はいほう》洗浄が実施されます。経気管支肺生検は間質性肺炎や肺がんの可能性があるときに、内視鏡の先から鉗子《かんし》を出して病原部の組織を採る検査です。気管支肺胞洗浄は気管支の奥に150ミリリットルの食塩水を注入し、肺胞領域まで行き渡らせてから回収します。この液体に含まれる細胞の種類や数、細胞表面のたんぱく質（細胞表面マーカーという）、そして細菌の有無などを調べます。

気管支鏡を入れると反射的にセキが出ることがあります。そのためのどに麻酔薬を噴霧しながら気管支鏡を挿入したり、鎮静剤を用いたりします。

（山本　寛）

Q68 「外科的肺生検」とはどんな検査ですか？

経気管支肺生検（Q67を参照）では診断がつかなかったり、経気管支肺生検では必要な組織の採取が難しかったりする場合に行われるのが「外科的肺生検」です。ただし、肺炎の診断のために行うことは珍しく、主に肺がんの重症度の判定や胸膜炎（肺を覆う胸膜に炎症が起こる病気）の原因診断などに適用されます。

外科的肺生検の方法は、従来は全身麻酔をして胸を大きく切開してから組織を採取する開胸肺生検が行われていましたが、体への負担が大きいことから最近は局所麻酔ですむ胸腔鏡下《きょうくうきょうか》肺生検が主流になっています。

胸腔鏡下肺生検では、胸に3ヵ所ほど2～3チ《セン》の切れ込みを入れて、胸壁と横隔膜《おうかくまく》に囲まれた胸腔に内視鏡を挿入します。内視鏡の先端から鉗子《かんし》を出して組織を採取して、それを調べるものです。

検査に伴う合併症として出血や皮下《ひか》に空気がたまる皮下気腫《きしゅ》などが報告されていますが、その頻度は極めて低いです。

（山本　寛）

Q 69

間質性肺炎かどうか調べる「アイソトープ検査」とはどんなものですか？

アイソトープ検査とは、ガンマ線という放射線を放出する放射性同位元素を含む薬を体内に入れ、体の外から専用のカメラで薬から放出される放射性同位元素のようすを画像にする検査です。全身のさまざまな病気の検査に使われますが、肺炎においては主に間質性肺炎（Q14を参照）の診断に用いられます。

検査時間は20～30分程度ですみます。

検査用の薬に含まれる放射性同位元素の量はわずかで、年間に自然界から受ける放射線の被曝《ひばく》量とほぼ同じです。また、体内に入った放射性同位元素は便や尿となって体外に排出されます。薬の副作用として、ごくまれにむかつきや吐きけ、めまい、脱力感、動悸《どうき》、発汗などが現れることもあります。

（山本　寛）

アイソトープ検査

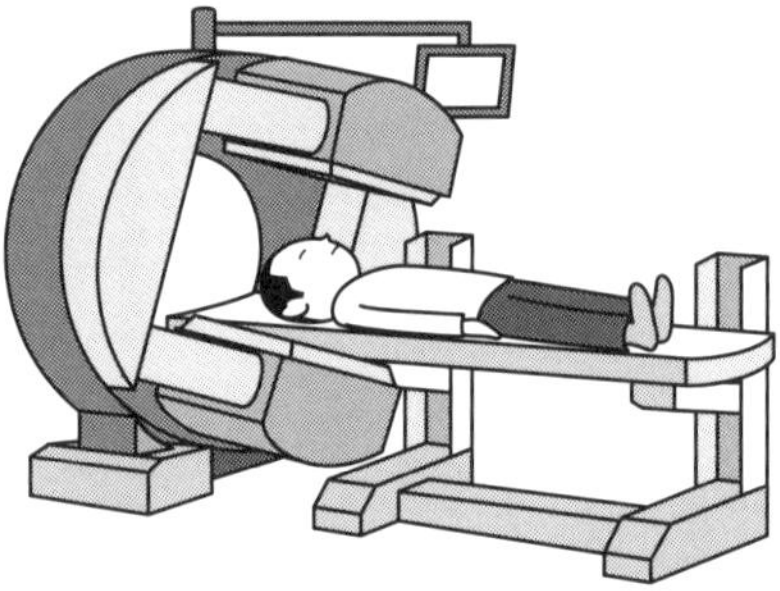

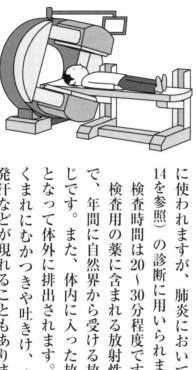

Q 70
病院で行う肺年齢チェックがあると聞きました。どんな検査ですか？

肺年齢の計算法（18～95歳）

男性：肺年齢

(0.036×身長(㌢)-1.178-1秒量)／0.028

女性：肺年齢

(0.022×身長(㌢)-0.005-1秒量)／0.022

＊18歳～95歳の範囲に入らない場合、肺年齢はそれぞれ18歳未満、95歳以上とする。

肺年齢とは、同性・同世代と比べて自分の呼吸機能がどの程度かを把握できる目安です。肺年齢は呼吸機能検査（Q62を参照）で調べることができます。検査結果のうち1秒量と身長から、上記の計算式で計算できます。

例えば、身長170㌢、60歳の男性で、1秒量が2・5㍑とすると、肺年齢は87歳になります。同じ数値の女性だと、肺年齢は56歳になります。

肺年齢が実年齢より若ければ問題ありませんが、実年齢より高い場合には肺の機能は平均以上に衰えていることになります。

喫煙を続けている人は喫煙しない人に比べて肺機

能は低いことがわかっています（図1）。また、COPD《シーオーピーディー》（慢性閉塞《へいそく》性肺疾患《しっかん》）。Q29を参照）の患者さんの肺年齢は、重症になればなるほど高くなり（図2）、治療を行うと肺年齢は若くなる（図3）と報告されています。

最近は肺年齢を自動的に計算するインターネットのサイトが複数設けられていますので、興味がある人は検索してみてください。また、肺年齢とコメントが自動的に表示されるスパイロメータ（呼吸機能検査を行う器具）も市販されています。（山本　寛）

肺年齢からわかること

図1　肺機能の変化

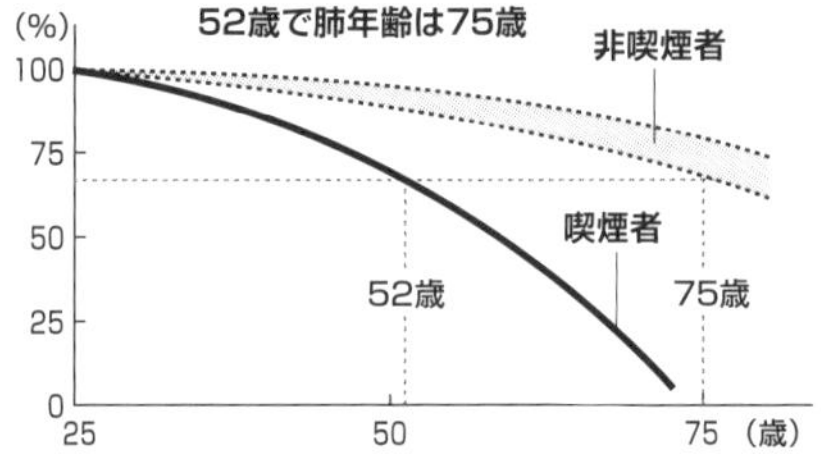

出典：Fletcher C.Br J Med.1977一部改変

図2　COPD患者の肺年齢

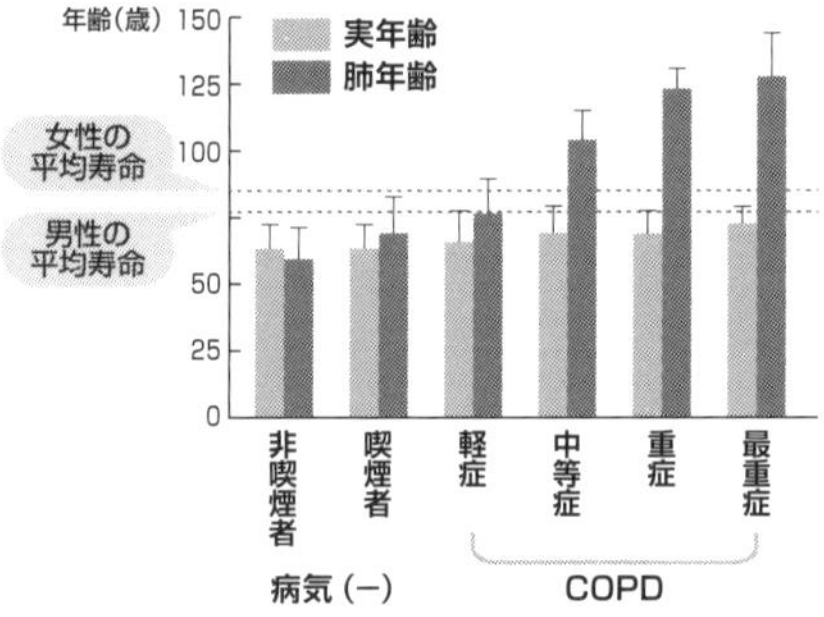

出典：川山智隆、相澤久道.呼吸,2008一部改変

図3　COPD患者の肺年齢に対する治療効果

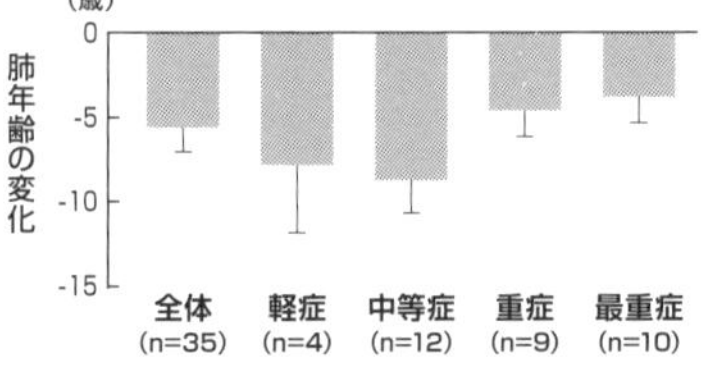

出典：川山智隆、相澤久道.呼吸,2008

第5章

治療の進め方・抗菌薬治療についての疑問17

Q71 肺炎の治療はどんな流れで進みますか? 入院するしないはどう決めるのですか?

問診（Q55を参照）や聴診（Q58を参照）、胸部エックス線撮影（Q59を参照）、血液検査（Q61を参照）などで肺炎と診断がついたら、治療に入ります。

肺炎は薬物療法が基本で、内服や注射、点滴によって細菌やウイルスなどの病原体を死滅させたり抑えたりする治療を行います。

病原体によって用いる薬の種類が違ってくるので、塗抹《とまつ》検査や培養《ばいよう》検査（Q66を参照）、抗原検査（Q64を参照）などで病原体を特定する必要があります。しかしながら、培養検査の場合は数日かかるなど、病原体の特定には時間がかかります。それまで待っていると、肺炎が重症化する危険性があります。そこで、「エンピリック治療」（Q74を参照）といって病原体が特定される前に病原体を推測して薬を選び治療を開始することがほとんどです。

入院するかしないかの決め方については、院内肺炎の場合は基本的にそのまま入院での治療となります。市中肺炎の場合には、その判断基準の一つに「A《エー》-DROP《ドロップ》」

「A-DROP」による重症度の目安

1. 男性70歳以上、女性75歳以上
2. 意識障害あり
3. 脱水あり（または血液中の尿素窒素　21ミリグラム／デシリットル以上）
4. 動脈血酸素飽和度　90%以下
5. 最高血圧（収縮期血圧）　90ミリ以下

判定

●重症度分類と入院・外来治療の目安

1～5に該当する項目数		治療場所の目安
1	軽症	外来
1～2	中等症	外来または入院
3	重症	入院
4～5	超重症	集中治療室入院

という5項目からなる重症度判定ツールがあります。しかし、A－DROPの判定で軽症であっても、例えば一人暮らしで看護をしてくれる人がいない、持病があって今後重症化するリスクが高いといった場合は、外来治療よりも入院治療のほうが望ましいと考えられます。

　したがって、**入院するしないは、A－DROPを参考にしながら、患者さんの生活環境や持病に伴う重症化の可能性なども考慮して総合的に判断することになります。**ただし敗血症（Q49を参照）が疑われる場合は重症度に関係なく、入院での治療が原則です。

（山本　寛）

Q72 肺炎治療で患者自身がまず行うべきこと、自宅療養の場合にすべきことはありますか？

基本的には安静にして体を十分に休息させたほうがいいのですが、高齢者の場合、あまり安静にしすぎると脚力や体力が低下して日常生活に影響が出てくることがあります。ですので、私は高齢の患者さんには「あまり心配しすぎずに、**ふだんどおりの生活をしてください**」とアドバイスしています。

もう一つ、自宅療養で大切なのは**水分補給を忘れないこと**です。肺炎で発熱すると体内の水分が奪われます。特に、高齢者は水分を蓄えるための筋肉が減少し、もともと体内の水分量が少ないので、発熱すると脱水の危険が高まります。

水分補給を忘れずに

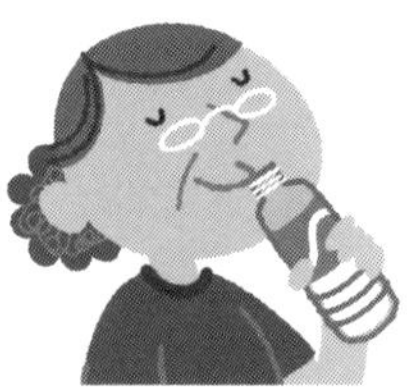

水分補給は脱水予防だけでなく、タンが作られやすくなるというメリットもあります。タンを排出することで気道をクリーニングできます。ふだんよりも意識して水分をとり、たくさんタンを出すように心がけてください。

（山本　寛）

Q 73 市中肺炎の治療の基本はなんですか？

市中肺炎であれ、院内肺炎であれ（Ｑ８を参照）、肺炎治療の基本は薬物療法です。また、市中肺炎、院内肺炎ともに原因となる病原体はウイルスよりも細菌が多いので、薬物療法では**抗菌薬を用いるのが一般的**です。

抗菌薬の投与方法には内服、注射、点滴がありますが、市中肺炎の場合、外来では内服薬が主に用いられます。ただし、薬を飲むのを忘れがちな人などには注射を行うこともあります。入院した患者さんに対しては通常、静脈注射あるいは点滴を行います。

原因の病原体が特定されれば、それに基づいた抗菌薬を用いる標的治療が原則です。しかし、病原体の特定までに時間がかかることから、通常、症状や疫学的な検出頻度などから抗菌薬を選ぶエンピリック治療（Ｑ74を参照）が行われます。

抗菌薬は十分量を短期間使用します。抗菌薬を長期間使用すると、その抗菌薬が効かない耐性菌が出てくる可能性があるからです。

（山本　寛）

Q74 原因菌が不明のさいに行う「エンピリック治療」とはなんですか?

肺炎の原因菌がはっきり特定されれば、その原因菌を標的にした抗菌薬を使うのが最もいいのですが、実際には原因菌が特定されるまでに時間がかかることから、まずは症状や原因菌の疫学的な検出頻度、重症度などから原因菌を推定して抗菌薬を選び、治療を先に始めてしまうことが広く行われています。これを「エンピリック治療」といいます。

例えば、市中肺炎では肺炎球菌(Q10を参照)による細菌性肺炎が多いことから主に肺炎球菌に効く抗菌薬が選択されます。また、マイコプラズマ肺炎(Q19を参照)のような非定型肺炎(Q18を参照)も市中肺炎ではよく見られるため、非定型肺炎の原因菌に作用する抗菌薬が選択されることもあります。

なお、エンピリック治療中に原因菌が特定され、推定していた原因菌と異なる場合は、それまで使用していた治療薬を中止して、その病原体を標的にする抗菌薬に切り替えます。

(山本　寛)

Q75 エンピリック治療では患者の何を見て薬を選びますか？

まず症状や年齢などから、細菌性肺炎か非定型肺炎（Q18を参照）かを大まかに判別します。細菌性肺炎と非定型肺炎では治療薬が全く異なるからです。

さらに、65歳以上か、心臓病や肝臓病、腎臓《じんぞう》病、糖尿病の持病を持っているか、持っている場合はどの程度なのか、気管支ぜんそくなどの慢性の呼吸器の病気を抱えているか、最近抗菌薬を使ったことがあるか、ペニシリン系薬（肺炎治療で最も多く用いられる抗菌薬）に対するアレルギーはないか、飲酒量が多いかなども考慮して薬を選択します。

また、かつて肺炎になったことがある人の場合、今回もそのときの原因菌と同じだろうと見当をつけて薬を選ぶこともあります。

同じ抗菌薬でも地域によって効果が異なることがあります。例えば、昔からその地域ではA抗菌薬が使われてきたため菌に耐性ができ、A抗菌薬が別の地域に比べて、効果が低いことがあります。それと同様のことが医療機関でも見られます。私が勤務する病院では毎年、各抗菌薬の起因菌に対する効果の割合を出して、抗菌薬を選ぶさいの参考にしています。
　院内肺炎の場合は、市中肺炎と異なり耐性菌が原因のことが多いので、**過去90日以内に2日以上の入院歴があるかなど**、耐性菌リスクも考慮して薬を選択します（Q87を参照）。

（山本　寛）

細菌性肺炎と非定型肺炎の大まかな判別法

1. 年齢が60歳未満
2. 基礎疾患がない、あるいは軽い
3. 頑固なセキがある
4. 聴診の所見が乏しい
5. タンがない、あるいは迅速診断法で原因菌が証明されない
6. 白血球数が10,000／マイクロリットル未満である

判定

●6項目を使用した場合

4項目以上が該当	➡ 非定型肺炎の疑い
3項目以下が該当	➡ 細菌性肺炎の疑い

●1〜5までの5項目を使用した場合

3項目以上が該当	➡ 非定型肺炎の疑い
2項目以下が該当	➡ 細菌性肺炎の疑い

Q76 エンピリック治療で使う抗菌薬とはどんな薬ですか？抗生物質とは違いますか？

最初に抗菌薬と抗生物質の違いについてお話しします。抗菌薬は人工的に作られる化学物質で、抗生物質は青カビから作られるペニシリンに代表されるように、微生物が作った化学物質をいいます。このように抗菌薬と抗生物質は厳密には異なるのですが、実際には抗生物質を含めて抗菌薬と呼んでいます。抗生物質にしろ抗菌薬にしろ、細菌に対する薬であり、細菌より小さなウイルスには効果はありません。

エンピリック治療で使う薬ですが、市中肺炎（Q８を参照）で細菌性肺炎が疑われる場合はβ《ベータ》ラクタマーゼ阻害薬配合のペニシリン系薬、非定型肺炎が疑われる場合にはマクロライド系薬が主に選択されます。（山本　寛）

外来治療のエンピリック治療抗菌薬例（内服薬）

系統	一般名	代表的な商品名
●細胞性肺炎が疑われる場合		
βラクタマーゼ阻害薬配合ペニシリン系薬	スルタミシリントシル酸塩水和物	ユナシン
	アモキシシリン水和物・クラブラン酸カリウム	オーグメンチン
●非定型肺炎が疑われる場合		
マクロライド系薬	クラリスロマイシン	クラリス、クラリシッド
	アジスロマイシン水和物	ジスロマック

出典：「成人肺炎診療ガイドライン2017」を改変

Q77 原因菌が肺炎球菌の場合、どんな抗菌薬が使われますか？

肺炎球菌は、喀痰《かくたん》検査のグラム染色（Q66を参照）で青く染まるグラム陽性菌の代表で、市中肺炎の原因菌として最も多く検出されます（Q10を参照）。

肺炎球菌にはペニシリン系薬が効果を発揮します。

肺炎球菌は特に強固な細胞壁を持っています。細胞壁はペニシリン結合たんぱく質という酵素によって合成されるのですが、ペニシリン系薬はペニシリン結合たんぱく質と結合して、細胞壁の合成を妨げ、肺炎球菌を死滅させます。通常は内服薬として使用されますが、重症の場合は注射または点滴による投与が行われることがあります。

最近、ペニシリン系薬に耐性を持つ肺炎球菌が急増しています。ペニシリン系薬が効かない場合は、肺炎球菌の細胞内にあるＤＮＡ（遺伝子の本体）の合成を阻害するニューキノロン系薬が第2選択薬となっています。

入院治療の場合は、第1選択薬はβ《ベータ》ラクタマーゼ阻害薬配合のペニシリン系薬、第2選択薬は第3世代セフェム系薬、第3選択薬は第4世代セフェム系薬が推奨されて

肺炎球菌で選択される抗菌薬

選択の順	系統	一般名	代表的な商品名
●外来治療の場合（内服薬）			
第1選択薬	ペニシリン系薬	アモキシシリン水和物	サワシリン
	βラクタマーゼ阻害薬配合ペニシリン系薬	スルタミシリントシル酸塩水和物	ユナシン
		アモキシシリン水和物・クラブラン酸カリウム	オーグメンチン
	第3世代セフェム系薬	セフジトレン ピボキシル	メイアクトMS
第2選択薬	ニューキノロン系薬	メシル酸ガレノキサシン水和物	ジェニナック
		モキシフロキサシン塩酸塩	アベロックス
		レボフロキサシン水和物	クラビット
		シタフロキサシン水和物	グレースビット
		トスフロキサシントシル酸塩水和物	オゼックス
		ラスクフロキサシン塩酸塩	ラスビック
●入院治療の場合（注射薬）			
第1選択薬	βラクタマーゼ阻害薬配合ペニシリン系薬	スルバクタムナトリウム・アンピシリンナトリウム	ユナシン−S
第2選択薬	第３世代セフェム系薬	セフトリアキソンナトリウム水和物	ロセフィン
第3選択薬	第4世代セフェム系薬	セフォゾプラン塩酸塩	ファーストシン
		セフェピム塩酸塩水和物	マキシピーム

出典：「成人肺炎診療ガイドライン2017」を改変

います。セフェム系薬は薬を効かなくする酵素のペニシリナーゼの影響を受けない薬として開発されたもので、開発された時代によって第1〜第4世代に分けられます。ペニシリン系薬同様、肺炎球菌の細胞壁の合成を阻害する作用を持ちます。（山本　寛）

抗菌薬の働き

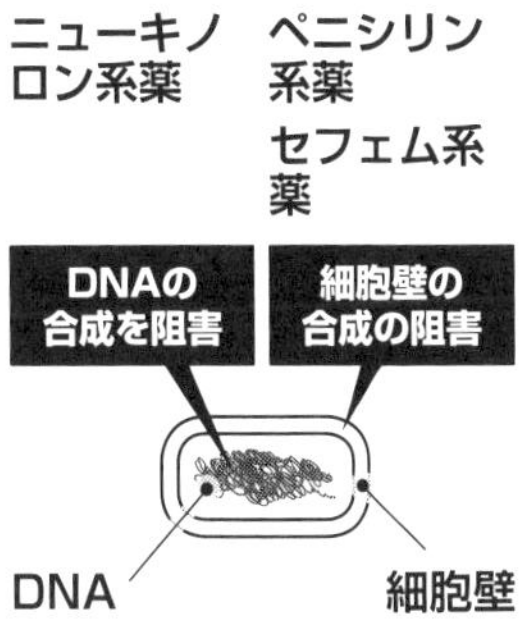

Q78 原因がインフルエンザ菌の場合に使われる抗菌薬は？

インフルエンザ菌は肺炎球菌に次いで2番めに多い市中肺炎の原因菌です。その名称からわかるように、1800年代にインフルエンザ感染症の患者さんから見つかった細菌です。当時はウイルスの存在がまだ知られておらず、この細菌はインフルエンザ菌と名づけられました。その後、インフルエンザ感染症の原因がインフルエンザウイルスとわかっても、細菌の名前は変更されず今日に至っています。

インフルエンザ菌は喀痰《かくたん》検査のグラム染色で赤く染まるグラム陰性桿菌《かんきん》です（Q66を参照）。桿菌とは細長い形をした菌をいいます。

肺炎の原因がインフルエンザ菌と特定された場合、外来治療では通常のペニシリン系薬やβ《ベータ》ラクタマーゼ阻害薬配合のペニシリン系薬、あるいは第3世代セフェム系薬が第1選択薬になります。βラクタマーゼは、細菌が作り出す薬の効果を低下させる酵素で、この働きを妨げるのがβラクタマーゼ阻害薬です。

しかし、ペニシリン系薬が効かない耐性菌が出現しています。その場合は、細胞内

インフルエンザ菌に対して選択される抗菌薬

●外来治療の場合（内服薬）

選択の順	系統	一般名	代表的な商品名
第1選択薬	ペニシリン系	アモキシシリン水和物	サワシリン
	βラクタマーゼ阻害薬配合ペニシリン系薬	スルタミシリントシル酸塩水和物	ユナシン
		アモキシシリン水和物・クラブラン酸カリウム	オーグメンチン
	第3世代セフェム系薬	セフジトレン ピボキシル	メイアクトMS
第2選択薬	ニューキノロン系薬	メシル酸ガレノキサシン水和物	ジェニナック
		モキシフロキサシン塩酸塩	アベロックス
		レボフロキサシン水和物	クラビット
		シタフロキサシン水和物	グレースビット
		トスフロキサシントシル酸塩水和物	オゼックス
		ラスクフロキサシン塩酸塩	ラスビック

●入院治療の場合（注射薬）

選択の順	系統	一般名	代表的な商品名
第1選択薬	βラクタマーゼ阻害薬配合ペニシリン系薬	スルバクタムナトリウム・アンピシリンナトリウム	ユナシンーS
第2選択薬	第３世代セフェム系薬	セフトリアキソンナトリウム水和物	ロセフィン
		セフォタキシムナトリウム	クラフォラン、セフォタックス
	β-ラクタマーゼ阻害薬配合ペニシリン系薬	タゾバクタム・ピペラシリン水和物	ゾシン
第3選択薬	ニューキノロン系薬	レボフロキサシン水和物	クラビット
		シプロフロキサシン	シプロキサン
		パズフロキサシンメシル酸塩	パシル

出典：「成人肺炎診療ガイドライン2017」を改変

のDNAの合成を阻害するニューキノロン系薬が選ばれます。

入院治療の場合は、βラクタマーゼ阻害薬配合のペニシリン系薬が第1選択薬です。第2選択薬は第3世代セフェム系薬、あるいは第1選択薬とは異なるβラクタマーゼ阻害薬配合のペニシリン系薬、第3選択薬はニューキノロン系薬が候補となります。（山本　寛）

Q 79 黄色ブドウ球菌（MRSA）の場合はどんな抗菌薬を使いますか？

MRSA（メチシリン耐性黄色ブドウ球菌）に対して選択される抗菌薬例

●外来治療の場合（内服薬）

選択の順	系統	一般名	代表的な商品名
第1選択薬	オキサゾリジノン系薬	リネゾリド	ザイボックス

●入院治療の場合（注射薬）

選択の順	系統	一般名	代表的な商品名
第1選択薬	グリコペプチド系薬	バンコマイシン塩酸塩	塩酸バンコマイシン
		テイコプラニン	タゴシッド
	オキサゾリジノン系薬	リネゾリド	ザイボックス
第2選択薬	アミノグリコシド系薬	アルベカシン硫酸塩	ハベカシン

出典：「成人肺炎診療ガイドライン2017」をもとに作成

ペニシリン系薬のメチシリンという抗菌薬が効かない黄色ブドウ球菌が「メチシリン耐性黄色ブドウ球菌（MRSA《エムアールエスエー》）」（Q11を参照）です。

MRSAに対しては、外来治療では細菌のたんぱく質合成過程の開始段階を阻害する働きの、**オキサゾリジノン系薬**が用いられます。**入院治療の場合の第1選択薬はグリコペプチド系薬**で、細胞壁の材料に結合することで細胞壁の合成を阻害してMRSAを死滅させます。**第2選択薬は、たんぱく質合成を阻害するアミノグリコシド系薬**です。（山本　寛）

Q80 肺炎治療に抗ウイルス薬は使いますか？ どんな抗ウイルス薬ですか？

肺炎は、細菌より小さなウイルスが原因になることは多くありませんが、それでも培養《ばいよう》検査（喀痰《かくたん》検査の一種。Q66を参照）や遺伝子検査、抗原検査（Q64を参照）でウイルスが検出されることがあります。その場合は、検出したウイルスに適した抗ウイルス薬を使えばいいのですが、実際には抗ウイルス薬の種類はわずかしかありません。

ウイルスはたんぱく質の殻の中にDNA（遺伝子の本体）などを持っているだけの単純な構造をしています。そのことがかえって標的に効果のある薬を絞りにくくしています。また、ウイルスは宿主の細胞に侵入して、その機能を利用して増殖しますが、人体に影響を与えずにウイルスだけをやっつける薬を作るのは難しいのです。

肺炎を引き起こすウイルスとして、インフルエンザウイルスやRSウイルス、アデノウイルスなどがありますが（Q12を参照）、抗ウイルス薬があるのはインフルエンザウイルス、水痘《すいとう》・帯状疱疹《たいじょうほうしん》ウイルス、単純ヘルペスウイルス、サイトメガロウイルスです。

抗インフルエンザ薬の作用のしくみ

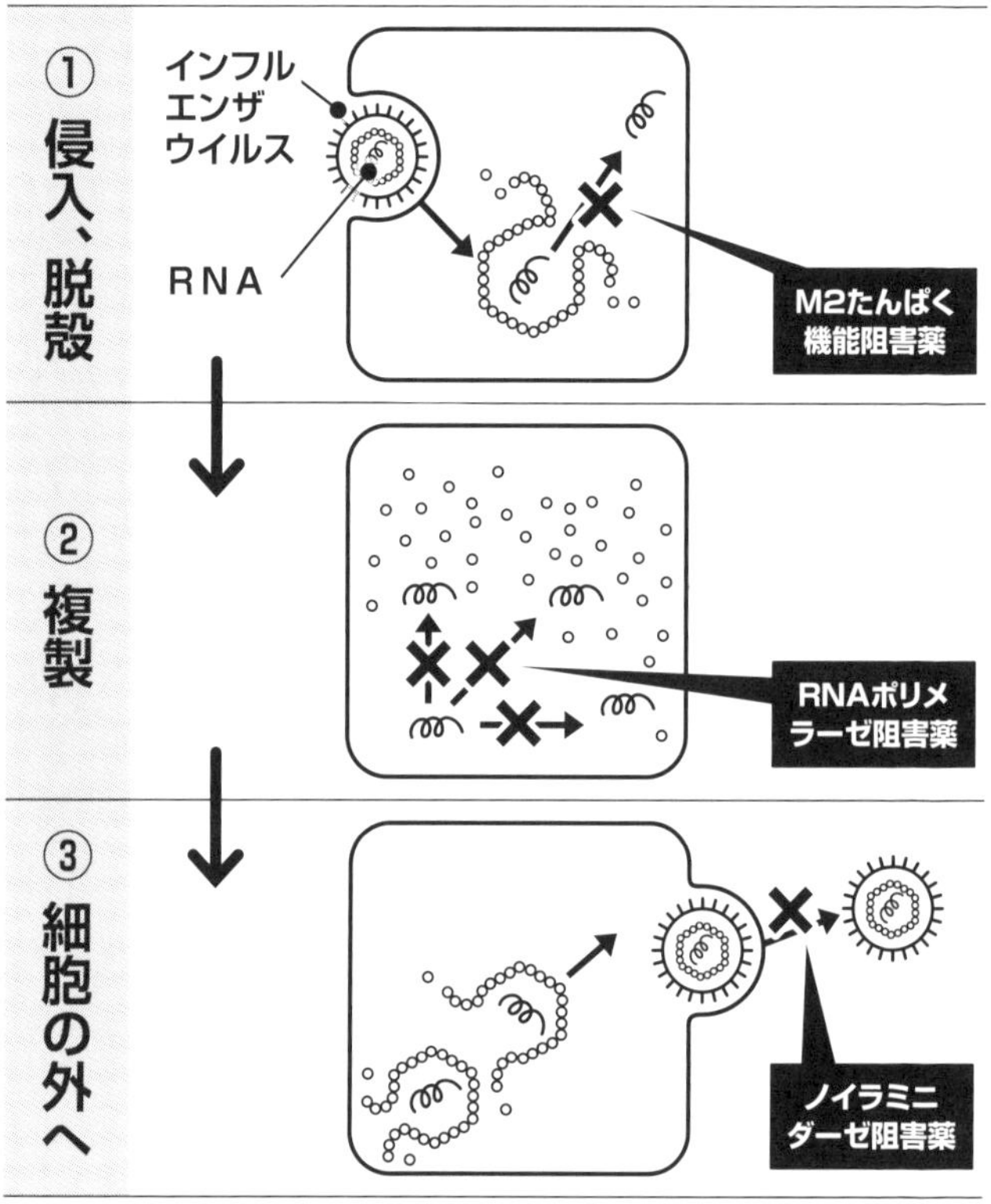

中でも、インフルエンザウイルスの抗ウイルス薬は種類が増え、現在、ノイラミニダーゼ阻害薬、M2たんぱく機能阻害薬、RNAポリメラーゼ阻害薬の3種類が作られています。その作用のしかたを簡単に説明しましょう。

インフルエンザウイルスは人の細胞に侵入すると殻を破りRNA（たんぱく質の合成に関与）を放出します（脱殻《だつかく》）。M

２たんぱく機能阻害薬はこの脱殻を阻害します。放出されたＲＮＡは複製されるのですが、ＲＮＡポリメラーゼ阻害薬は複製させないように働きます。複製されたＲＮＡから新しいインフルエンザウイルスができると、ノイラミニダーゼという酵素の働きにより、人の細胞の外へ出ていきます。ノイラミニダーゼ阻害薬は、その酵素の働きを妨げる作用があります。

インフルエンザウイルスが体内で増殖してしまうと、薬の効果は期待できません。そのため、**抗インフルエンザウイルス薬は発症して48時間以内に使いはじめることが推奨されています。**インフルエンザの感染が疑われる場合は、早めに受診することが大切です。（山本　寛）

肺炎を引き起こすウイルスの種類と抗ウイルス薬

ウイルスの種類	薬のタイプ	一般名	主な商品名
インフルエンザウイルス	ノイラミニダーゼ阻害薬	オセルタミビルリン酸塩	タミフル
		ザナミビル水和物	リレンザ
		ラニナミビルオクタン酸エステル水和物	イナビル
		ペラミビル水和物	ラピアクタ
	Ｍ２たんぱく機能阻害薬	アマンタジン塩酸塩	シンメトレル
	ＲＮＡポリメラーゼ阻害薬	ファビピラビル	アビガン
水痘・帯状疱疹ウイルス	ＤＮＡポリメラーゼ阻害薬	アシクロビル	ゾビラックス
単純ヘルペスウイルス		バラシクロビル塩酸塩	バルトレックス
サイトメガロウイルス	ＤＮＡポリメラーゼ阻害薬	ガンシクロビル	デノシン

Q81 マイコプラズマ肺炎では、どんな治療が行われますか？

マイコプラズマ肺炎の原因菌である「マイコプラズマ」は細菌でありながら細菌らしくない特徴を持った非定型肺炎の代表的な病原体の一つです（Q18と19を参照）。子供や若者に発症する市中肺炎でよく検出されます。

細菌性肺炎に多く用いられるペニシリン系薬はマイコプラズマ肺炎には効果がありません。

通常、細菌は細胞壁を持っていて、ペニシリン系薬はその細胞壁の合成を妨げることで細菌を死滅させます。一方、マイコプラズマは細胞壁がないので、細胞壁の合成を阻害しても無駄なのです。

そこで、**細菌のたんぱく質合成を妨げる「マクロライド系薬」「テトラサイクリン系薬」「ニューキノロン系薬」**が使われます。

外来治療の場合は、マクロライド系薬が第1選択薬になっています。マクロライド系薬が効かない場合にはテトラサイクリン系薬やニューキノロン系薬が用いられます。

マイコプラズマに対して選択される抗菌薬

●外来治療の場合（内服薬）

選択の順	系統	一般名	代表的な商品名
第1選択薬	マクロライド系薬	クラリスロマイシン	クラリス、クラリシッド
		アジスロマイシン水和物	ジスロマック
		エリスロマイシンステアリン酸塩	エリスロシン
第2選択薬	テトラサイクリン系薬	ミノサイクリン塩酸塩	ミノマイシン
	ニューキノロン系薬	メシル酸ガレノキサシン水和物	ジェニナック
		モキシフロキサシン塩酸塩	アベロックス
		レボフロキサシン水和物	クラビット
		シタフロキサシン水和物	グレースビット
		トスフロキサシントシル酸塩水和物	オゼックス
		ラスクフロキサシン塩酸塩	ラスビック

●入院治療の場合（注射薬）

選択の順	系統	一般名	代表的な商品名
第1選択薬	テトラサイクリン系薬	ミノサイクリン塩酸塩	ミノマイシン
	マクロライド系薬	アジスロマイシン水和物	ジスロマック
		エリスロマイシンラクトビオン酸塩	エリスロシン
第2選択薬	ニューキノロン系薬	レボフロキサシン水和物	クラビット
		シプロフロキサシン	シプロキサン

出典：「成人肺炎診療ガイドライン2017」を改変

重症化した場合は、入院後にテトラサイクリン系薬やマクロライド系薬の注射薬が第１選択薬となり、それが効果を示さないときはニューキノロン系薬の注射薬が選択されます。

さらに、呼吸困難を伴うほどの重症マイコプラズマ肺炎では、補助療法（Q84を参照）といって抗マイコプラズマ薬を使用すると同時にステロイド剤も投与されます。

（山本　寛）

Q82 抗菌薬はどのくらいの期間飲めば効きますか？ 治療はいつ終わりますか？

飲み薬の抗菌薬は、効果があれば2〜3日後には症状の改善が見られます。効かない薬を長く投与しつづけるのは耐性菌を作る要因となることから、**服薬3日後に効果を判定します**。効果の判定は、発熱、セキ、タンの量の3項目で行い、2項目以上が改善あるいは改善傾向が見られたら「効果があった」と判定します。その場合は、引き続きその抗菌薬を飲みつづけます。症状が改善したからといって、そこで飲むのを中止してはいけません。というのは、体内にはまだ細菌が残っている可能性があり、飲むのをやめると、再び細菌が増殖しはじめるかもしれないからです。

薬を飲みはじめて7〜10日めごろ、血液検査（Q61を参照）や胸部エックス線撮影（Q59を参照）を行います。白血球数やCRP《シーアールピー》（C反応性たんぱく）の値が正常か、治療前に認められた胸部エックス線写真の陰影がなくなっているかをチェックします。体温やセキ、タンの量などの症状も確認し、異常がなければ治療は終了となります。

（山本　寛）

Q83 抗菌薬が無効だった場合はどうなりますか？

使用した抗菌薬が効かなかった場合、大きく三つの要因が考えられます。

一つは**細菌側の要因**です。細菌が、使用した薬に耐性を持っていたり、肺炎の原因病原体が抗菌薬の効かないウイルスだったりする可能性があります。細菌性肺炎ではなく、ペニシリン系薬の効かない非定型肺炎だった場合もあるでしょう。二つめは**患者さんに関する要因**です。糖尿病や肝臓病などの持病があって免疫機能が低下していたり、胸膜炎（肺を覆う胸膜に炎症が起こる病気）・膿胸《のうきょう》（胸膜炎により胸膜内に膿《うみ》がたまった状態）、肺がんを患っていて抗菌薬が炎症を起こしている肺胞《はいほう》まで届かなかったりすると、抗菌薬は十分に効果を発揮できません。三つめは**医療者側の要因**です。抗菌薬の投与量や投与回数が不適切だと抗菌薬は効きません。感染症ではなく、胸部エックス線写真で肺炎と似たような陰影を示す肺がんや、心不全などほかの病気だった可能性も否定できません。

抗菌薬が無効だった場合、これらすべての要因を考慮に入れて薬の変更や量の調整などを検討します。

（山本　寛）

Q84 抗菌薬治療に加えて行う「補助療法」とは何？

重症肺炎では、免疫細胞が炎症性サイトカイン（Q37を参照）を大量に作り出したり、好中球（免疫細胞の一つ）が異常に集まってきて炎症を起こしている肺胞《はいほう》を障害したりする急性呼吸窮迫《きゅうはく》症候群（ARDS《エーアールディーエス》）を併発し、生命に危険を及ぼすことがあります。ARDSの危険をさけるために、ステロイド剤や好中球エラスターゼ阻害薬、免疫グロブリン製剤などが抗菌薬と併用されることがあります。これが「補助療法」です。

ステロイド剤は発熱や全身状態の改善、サイトカイン産生抑制などの働きがあると考えられています。好中球エラスターゼは好中球が持つたんぱく質分解酵素で肺障害に関与しています。その働きを妨げるのが好中球エラスターゼ阻害薬です。免疫グロブリン製剤は免疫細胞を活性化する作用があります。

なお、肺炎における補助療法については、ステロイド剤併用投与により死亡率の低下が認められたとの報告があるものの、評価はまだ定まっていません。（山本　寛）

Q 85 新型コロナで話題になった「エクモ」はどんな治療機器ですか？

エクモのしくみ

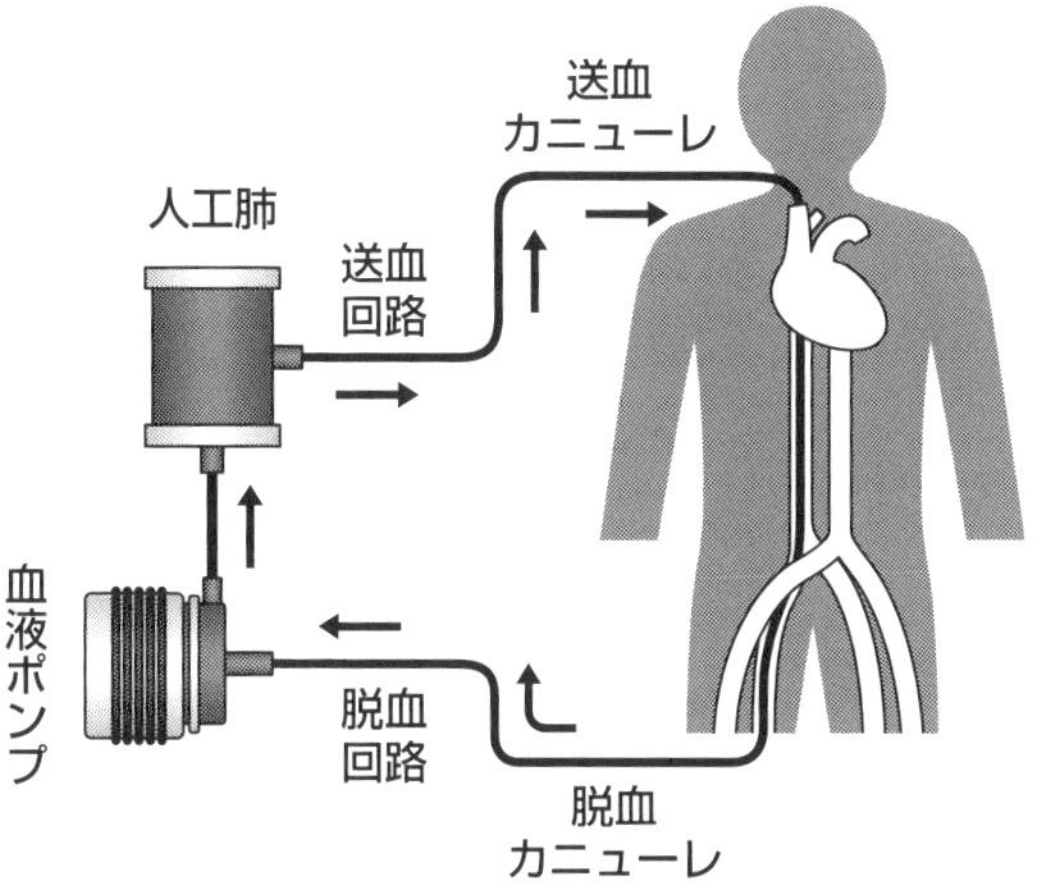

新型コロナウイルスに感染して肺炎になった重症患者さんの最後の砦《とりで》といわれているのが「エクモ（ＥＣＭＯ）」です。英語のExtracorporeal《エクストラコーポリアル》 membrane《メンブレン》 oxygenation《オキシジエネーション》を略したもので、日本語で**「体外式模型人工肺」**といいます。

肺炎などで肺の機能が悪くなると、ガス交換が十分にできなくなります。肺の機能が悪化した場合には、酸素吸入をし、さらに悪い場合には高濃度酸素を送り込む人工呼吸器を使います。それでもなお、十分に酸素を取り込めないほど肺の機能が低下している場合に用いられるのがエクモで、**体の外で人工肺という装置によってガス交換を行います。**

具体的には、まず患者さんの足のつけ根の静脈に太い管（カニューレ）を挿入し、二酸化炭素を多く含む血液を体外に取り出し、血液ポンプへ送って二酸化炭素を除去します。さらに人工肺で酸素が加えられると、首の静脈に挿入されているカニューレを通して体内に戻します。

以上からわかるように、**エクモが肺の代わりにガス交換をするのでエクモが使われている間は、肺を休ませることができます。**これがエクモを使用する最大のメリットです。

こんなにすばらしい装置ならどこの医療機関も導入したらいいと思うかもしれませんが、それにはいくつかの課題があります。血液が体外に出ると血栓《けっせん》（血液の塊）ができやすくなるため血液凝固を防ぐ薬を使います。それにより出血のリスクが高くなるので、24時間体制での管理が必要です。また、太いカニューレを挿入するには高い技術が求められます。エクモを扱うには熟練した医師、看護師、臨床工学技士などさまざまな職種の医療スタッフをそろえる必要があるのです。

日本呼吸療法医学会と日本集中治療医学会は２０１２年にＥＣＭＯプロジェクトを発足させ、エクモ治療の人材育成などに取り組んでいます。

（山本　寛）

Q86 アレルギー性肺炎の治療について教えてください。

アレルギー性肺炎は、カビ（真菌）や動物性たんぱく質、化学物質などをくり返し吸い込み、そのあとに同じもの（抗原＝アレルゲン）を吸い込むと肺胞《はいほう》にアレルギー性の炎症が起こる病気で、正式には過敏性肺炎といいます（Q15を参照）。

治療の原則は抗原をさけることです。浴室や台所など湿気の多いところに繁殖するトリコスポロンというカビを抗原として発症する夏型過敏性肺炎の場合は、家の中を大掃除します。専門業者にハウスクリーニングを依頼するのもいい方法です。

羽毛が原因で引き起こされる鳥関連過敏性肺炎では、羽毛布団やダウンジャケットの使用を控えましょう。本人が使わないのはもちろんですが、いっしょに暮らしている人が使用したり、押し入れに入れたりしておくだけで症状が悪化することもあるので、できれば家からすべて排除することをおすすめします。

清掃を怠ったエアコンや加湿器、アロマディフューザーに生じたカビが抗原となることがあります。この場合は、エアコンや加湿器のフィルターを交換したり機器の洗

主な過敏性肺炎と抗原

過敏性肺炎の種類	抗原（アレルゲン）
鳥関連過敏性肺炎	鳥排泄物
	羽毛
夏型過敏性肺炎	真菌（トリコスポロン）
住宅関連過敏性肺炎	真菌（カンジダ・アルビカンス、アスペルギルス・ニガーなど）
加湿器肺炎	真菌（アスペルギルス・フミガタス、アスペルギルス・フラバス、フォーマ・ハーバルム）
塗装肺炎	化学物質（イソシアネート）
小麦粉肺炎	小麦粉
キノコ栽培者肺炎	シイタケ胞子、エノキダケ胞子

浄を十分に行ったりする必要があります。

鳥のフンが抗原のときは、鳥の飼育をしない、駅前や神社、公園など鳥が集まる場所には近づかないなどを心がけてください。家庭菜園などで鶏糞《けいふん》を使っていたら使用を中止します。

外からフンなどの抗原が入ってくる可能性があるので、長く過ごす寝室やリビングに空気清浄機を設置するといいでしょう。

軽症であれば抗原回避だけで症状は改善します。症状が強い場合はステロイド剤の内服を20〜40《ミリグラム》から開始して、徐々に量を少なくしていきます。必要に応じて免疫抑制剤を併用することがあります。

（山本　寛）

Q87 院内肺炎の治療の基本はなんですか？

院内肺炎においても、市中肺炎同様に治療の基本は抗菌薬を用いた薬物療法です（Q73を参照）。しかし、院内肺炎を起こす患者さんは病気で入院中の人なので、末期がんなどで抗菌薬治療を行っても死がさけられない、あるいは高齢で肺炎が治ったとしても肺炎になる前の状態には戻らず、かえって耐えがたい苦痛や不快感が続く場合もあります。抗菌薬治療でわずかに延命ができても、それが本人の価値観に合わない場合もあります。

このような患者さんに起こった肺炎の場合は、抗菌薬や人工呼吸器などを用いた治療だけでなく、苦しみや痛みを取る緩和医療があることを患者さんや家族に知らせます。そして、本人や家族の意思をたずね、その意思に沿って、肺炎治療を行うかどうか、肺炎治療を行う場合にはどの薬を選択するのが最善なのかを医師や看護師など多職種で検討します。

抗菌薬治療を行うと決定した場合は、通常、エンピリック治療（Q74を参照）を行います。薬の選択に当たっては、重症度と耐性菌リスク（次ページを参照）が考慮されま

耐性菌のリスク判定

1. 過去90日以内に抗菌薬を静脈内に注射または点滴投与を行った
2. 過去90日以内に2日以上入院した
3. 免疫抑制状態にある
4. パフォーマンスステータス(注1)が3以上、またはバーセル指数(注2)が50以下である

判定	2項目以上該当する場合は耐性菌のリスクが高い。

注1： 全身状態を日常生活動作のレベルに応じて0～5段階で表した指標。
注2： 全身状態を食事や移動、トイレ動作など10項目について各々0～15点で評価し、0～100点でスコアリングする。

す。重症度の判定には、市中肺炎の場合はA《エー》-DROP《ドロップ》（Q71を参照）が用いられますが、院内肺炎では「意識レベルの低下」「悪性腫瘍《しゅよう》または免疫不全状態」などの5項目からなるI《アイ》-ROAD《ロード》という指標が使用されます。

例えば、重症度が高くなく、耐性菌リスクも低い場合は肺炎球菌やインフルエンザ菌、口腔《こうくう》内連鎖球菌などを標的にしたβ《ベータ》ラクタマーゼ阻害薬配合のペニシリン系薬や、ニューキノロン系薬が選択されます。

重症だったり耐性菌リスクが高かったりする場合は、さらにMRSA《エムアールエスエー》（メチシリン耐性黄色ブドウ球菌。Q11を参照）や緑膿菌《りょくのう》にも効くカルバペネム系薬や第4世代セフエム系薬が選ばれます。

（山本　寛）

第6章

ワクチン接種についての疑問5

Q88 インフルエンザワクチンはどの程度の効果がありますか？ 誰もが打つべきですか？

私たちの体に細菌やウイルスなどの病原体が侵入すると、免疫の働きで抗体（病原体から体を守るために体内で作られる物質）ができます。すると、次に同じ病原体が体内に入ってくると、抗体が病原体を排除します。

インフルエンザワクチンはインフルエンザウイルスの成分の一部を人工的に体内に入れてあらかじめ抗体を作っておき、侵入してくるインフルエンザウイルスへの感染を防ぐというものです。ただし、インフルエンザウイルスは毎年、少しずつタイプが変化します。そのため、流行が予想されるウイルスのタイプを予測してインフルエンザワクチンが作られます。予想は必ずしも当たるとは限らず、その場合はワクチンの有効率が下がってしまいます。

ワクチンの効果は年齢や本人の体調などによって異なりますが、65歳以上の高齢者では、約45％の人の発病を阻止し、約80％の人の死亡を阻止する効果があったとの研究結果が出ています。ワクチンを接種すれば絶対にインフルエンザにかからないわけではありませんが、発症のリスクを低減したり、たとえかかったとしても重症化を抑えたりする効果があります。

ワクチンの供給数は無限ではありませんから、国民全員が打つことは現実的に困難です。まずは重症化しやすい高齢者や、心臓・腎臓《じんぞう》・呼吸器の病気を抱えている人、保育園・幼稚園や学校で集団生活をおくる子供やその家族などが優先的に接種すべきでしょう。逆に、発熱している人や敗血症（Q49を参照）などの重篤《じゅうとく》な急性疾患《しっかん》にかかっている人、これまでにインフルエンザワクチン予防接種で重度のショックを起こしたことがある人、接種後すぐに熱を出した人などは重い副作用が起こる危険があるので接種しないでください。また、ワクチンの製造には鶏卵《けいらん》が使われているので卵アレルギーのある人は医師に相談してください。

インフルエンザワクチンの接種後、接種した場所の赤みやはれ、痛みをはじめ、発熱や頭痛、悪寒《おかん》、だるさなどの副作用が起こることがありますが、通常２〜３日で治まります。

なお、予防接種法により65歳以上の高齢者などはインフルエンザワクチンの接種費用の一部が公費で負担されます。負担額は自治体によって異なりますので、住んでいる市区町村の役所や保健所に問い合わせましょう。

（山本　寛）

Q89 インフルエンザワクチンを打っても感染する場合があるというのは本当ですか?

ワクチンは大きく分けると生ワクチンと不活化ワクチンがあります。生ワクチンは生きた状態の病原体を体内に入れるので、1回の接種で強い免疫力が獲得でき、その効果も一生あるいは非常に長い期間持続します。一方、不活化ワクチンは培養して増やした病原体を加熱したり薬剤で殺したりしてワクチンとして用いるので、生ワクチンほど強い免疫力は得られず、その効果も長く持続しません。

インフルエンザワクチンは不活化ワクチンで、抗体が作られるまでに10～14日程度かかるため、接種後すぐに身近に感染者がいた場合には感染する可能性があります。また、予防効果の持続期間は5ヵ月程度なので、それ以外の期間であればやはり感染リスクが高くなります。なぜならばインフルエンザウイルスは冬場だけに生息するわけではないからです。実際、真夏の8月にインフルエンザにかかる人もいます。インフルエンザワクチンを接種しても感染の可能性があるので手を洗う、マスクをするなどの感染予防対策を行ってください。

(山本　寛)

Q 90 肺炎球菌のワクチンを打ったほうがいいのはどんな人ですか？

肺炎はさまざまな細菌やウイルスに感染して引き起こされますが、日常生活の中で感染する原因菌として最も多いのが肺炎球菌（Q10を参照）です。

肺炎球菌は健康な人の鼻の奥などにも生息している常在菌で、肺炎のほか髄膜《ずいまく》炎や副鼻《ふくび》腔《くう》炎、中耳炎などの原因にもなります。

ワクチンを打ったほうがいいのは、ズバリ高齢者です。なぜなら高齢者は病原体を排出する力が弱く、免疫の働きも低下しており、肺炎球菌に感染しやすいためです。しかも、肺炎を起こすと重症化し、死亡リスクが高いことから、肺炎球菌ワクチンの接種が推奨され、２０１４年から65歳以上を対象に予防接種法に基づく定期接種が始まりました。

この定期接種の対象者（成人）には60～65歳未満でも心臓や腎臓《じんぞう》、呼吸器の機能が低下し、日常生活活動が極度に制限されている人、ヒト免疫不全ウイルス（ＨＩＶ《エイチアイヴィ》）に感染し日常生活がほとんど不可能な程度の障害がある人も含まれています。

65歳以上の市中肺炎の原因病原体

倉敷中央病院において1994～2001年の間に入院した65歳以上の市中肺炎患者544例の原因病原体を検査。肺炎球菌が4分の1以上を占めていた。

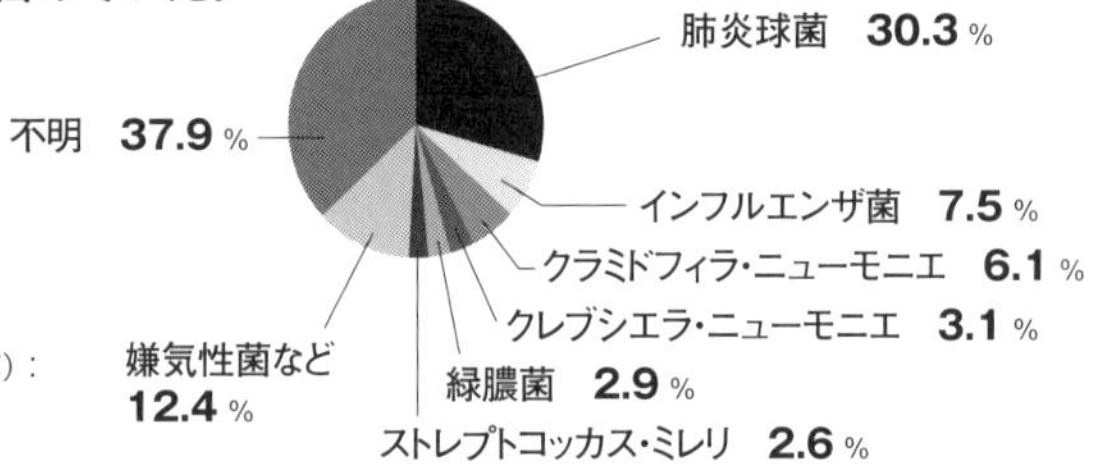

出典：
石田直
Infection
Control
2005；14（7）：
645. を基に
作成

こうした人は自治体からの助成が受けられるので、市区町村の役所あるいは保健所に問い合わせてください。

　定期接種の対象者以外でも、全額自費になりますが、がん患者や、ぜんそくやCOPD《シーオーピーディー》（慢性閉塞《へいそく》性肺疾患《しっかん》。Q29を参照）など呼吸器の持病のある人、糖尿病の人、脾臓《ひぞう》を摘出した人も免疫機能が低下する傾向があり、肺炎球菌による肺炎重症化リスクが高まるので接種したほうがいいでしょう。ただし、ワクチンを接種したほうがいいかはその人の病気の程度で異なるので主治医に相談してください。

　肺炎球菌感染症は、インフルエンザのような流行時期はありません。時間のあるときに接種すればいいでしょう。

　なお、肺炎球菌ワクチンの副作用として、接種部位の赤みやはれ、だるさ、発熱、筋肉痛、頭痛などがありますが、通常、数日で治まります。（山本　寛）

Q 91 肺炎球菌ワクチンは、23価と13価がありますがどう違いますか？

肺炎球菌は、莢膜《きょうまく》と呼ばれる多糖体の膜で覆われています（Q10を参照）。この莢膜が頑丈な要塞《ようさい》のような役めをしていて、免疫細胞の攻撃に強く抵抗します。このことが肺炎球菌に感染すると短時間のうちに重症化する要因の一つになっています。

莢膜には複数の型があり、肺炎球菌には95種類以上あることがわかっています。この中で**感染する機会の多い23種類の型に対するワクチンが「23価肺炎球菌莢膜ポリサッカライドワクチン（商品名ニューモバックスNP、以下PPSV23という）」、13種類の型に対応しているのが「13価肺炎球菌結合型ワクチン（商品名プレベナー13、以下PCV13という）」**です。

対応する肺炎球菌の種類の数が多いPPSV23のほうがいいように思われますが、実はそれぞれに長所と短所があります。**PPSV23とPCV13では作製法が異なります。**PPSV23はB細胞（免疫細胞の一つでT細胞の指令を受けて抗体を作る）のみを活性化させるのに対し、PCV13はB細胞に加えT細胞も活性化させます。このT細

ＰＰＳＶ23とＰＣＶ13の違い

	PPSV 23	PCV 13
含まれる肺炎球菌の型の種類	23種類	13種類
肺炎を起こしやすい肺炎球菌に対するカバー率	約80%	約60〜70%
特徴	広く効くが、5年に1度再接種が必要	持続期間が長いので再接種は不要
接種の種類	定期接種・任意接種	任意接種

胞とＢ細胞の相乗効果により、一部のＢ細胞が免疫記憶を獲得します。そのためＰＣＶ13はＰＰＳＶ23よりも高いワクチン効果が期待できます。

ＰＰＳＶ23とＰＣＶ13各々の長所短所を補うために両方のワクチンを接種することが推奨されています。ただし、副作用が多く出る可能性がありますので、一定期間あける必要があります（Ｑ92を参照）。

なお、定期接種に使われる肺炎球菌ワクチンはＰＰＳＶ23のみです。また、ＰＣＶ13はこれまで小児と65歳以上の高齢者のみが適応となっていましたが、２０２０年５月からは全年齢で、肺炎球菌による感染リスクが高いと考えられる人も接種が可能になっています。

（山本　寛）

Q92 肺炎球菌ワクチンは5年おきに受けるべきと聞きました。なぜですか？

肺炎球菌ワクチンには23価肺炎球菌莢膜《きょうまく》ポリサッカライドワクチン（商品名ニューモバックスNP、以下PPSV23という）」と「13価肺炎球菌結合型ワクチン（商品名プレベナー13、以下PCV13という）」の2種類があります（Q91を参照）。5年おきに接種することが望ましいのは定期接種で使われるPPSV23のほうです。

PPSV23を接種すると、2～4週間で抗体が作られ、ワクチン効果は最高に達します。そこからゆっくりと効果は下がっていき、5年後ぐらいには効果がほとんどなくなります。そのため、5年おきの接種が推奨されているのです。

なお、定期接種は年度内に65歳、70歳、75歳、80歳、85歳、90歳、95歳、100歳になる人が対象です（2023年度以降は各年度で65歳になる人）。再接種は任意接種で全額自己負担になります。

65歳以上の人は次ジペーの表を参考に、接種スケジュールを立てるといいでしょう。

（山本　寛）

65歳からの「肺炎球菌ワクチン接種」スケジュール（～2023年度まで）

65歳以上の人は肺炎球菌に感染しやすいうえ、肺炎を起こすと重症化しやすいので、下記のスケジュールを参考に肺炎球菌ワクチンを接種するといい。

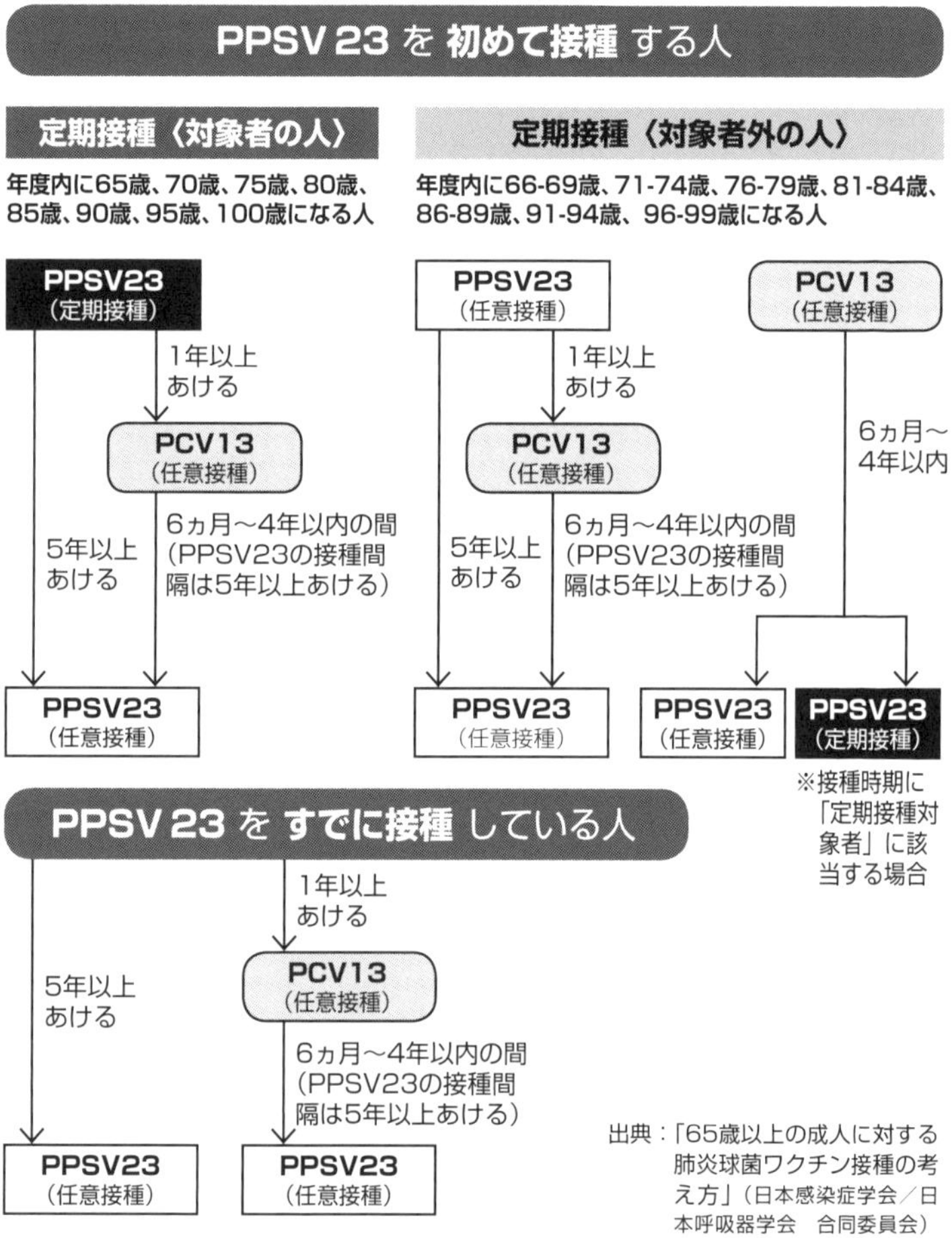

出典：「65歳以上の成人に対する肺炎球菌ワクチン接種の考え方」（日本感染症学会／日本呼吸器学会　合同委員会）を改変

第7章

肺炎予防のセルフケアについての疑問30

Q93 肺炎は呼吸機能が衰えた人が重症化するそうですが、自分でチェックできませんか？

肺の機能は20～25歳をピークに徐々に低下していきます。平均的な低下のスピード以上に肺機能が衰えると、細菌やウイルスなどに感染して肺炎を起こしたさいに重症化しやすくなります。

肺の健康状態を示す指標に「肺年齢」があります。これは実年齢に対し、実際の呼吸機能がどの程度であるかを調べるものです。例えば、実年齢が40歳であるにもかかわらず、肺年齢が70歳なら、かなり肺機能が低下し、そのぶん、肺炎になる危険も高いといえます。

肺年齢は、胸いっぱいに息を吸い込み、勢いよく吐き出した空気の量（努力肺活量）のうち、最初の1秒間で吐き出した量（1秒量）をもとに、性別や身長などを加味して算出します（Q62と70を参照）。

医療機関では、これらはスパイロメータといわれる装置で測定しますが（Q62を参照）、**自分でも肺年齢の目安を手軽に測定することができます。**左の図を参考に行ってみてください。肺年齢が実年齢よりも高い結果が出た人は生活習慣を見直し、喫煙者は必ず禁煙してください。

（奥仲哲弥）

肺年齢の簡単測定法

① ティッシュペーパーを2枚用意し、クシャクシャと丸めて2センチくらいの玉にする。端はテープでとめる。

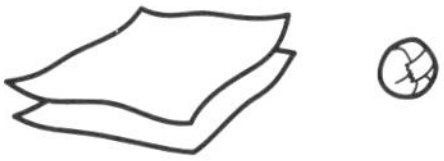

② ①を長さ30センチ程度の食品用ラップフィルムの芯の吹く側の穴から入れる。

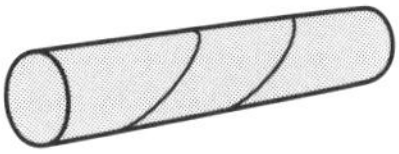

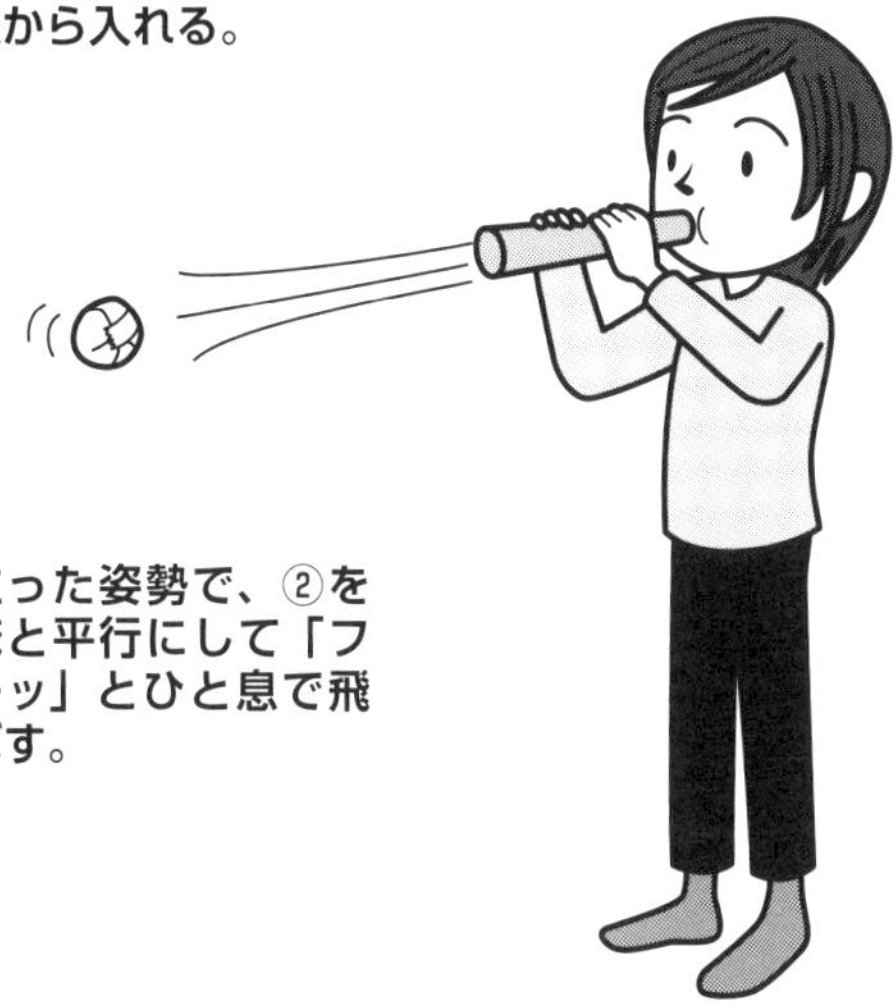

③ 立った姿勢で、②を床と平行にして「フーッ」とひと息で飛ばす。

④ ティッシュペーパーの玉が飛んだ距離を測る。

6メートル以上飛ぶ	➡	30～40代
4メートル前後飛ぶ	➡	60代
2メートル以下	➡	肺機能がかなり衰えている可能性があるので、医療機関で肺機能検査を受けてください。

Q94 肺炎の重症化予防のための呼吸機能の強化法があれば教えてください。

肺の余力が多く残っていれば肺炎という非常事態になっても、重症化を防ぐことができます。肺炎を発症した場合、炎症を起こしている肺の末端にある小さな袋状の組織「肺胞《はいほう》」はガス交換ができなくなるので、それ以外のガス交換を行うことができる元気な肺胞、つまりは余力がどのくらいあるかが重症化するかしないかのカギとなるからです。

肺炎の重症化を防ぐには呼吸機能を高め、肺の余力を高めておくことがポイントです。それには、肺の周囲に点在している呼吸筋をストレッチすることです。複数ある呼吸筋の中でも、特にメインの横隔膜《おうかくまく》をほぐすストレッチは有効です。また、肩甲骨《けんこうこつ》がこり固まっていると、連動している胸郭《きょうかく》の動きも悪くなり、呼吸に悪影響を及ぼします。

横隔膜と肩甲骨をいっしょにほぐすことができるのが左図の「大樹を抱くポーズ」です。肺炎のリスクの高い人はもちろん、元気な人も肺炎になったときの重症化に備え、日ごろから「大樹を抱くポーズ」を行ってください。

（奥仲哲弥）

横隔膜と肩甲骨をほぐす「大樹を抱くポーズ」のやり方

大きな木の幹を抱くように胸の前で輪を作り、腕の形は変えずに、体を前と左右に伸ばすストレッチ。こり固まった肩甲骨がほぐれるのを感じながら行う。

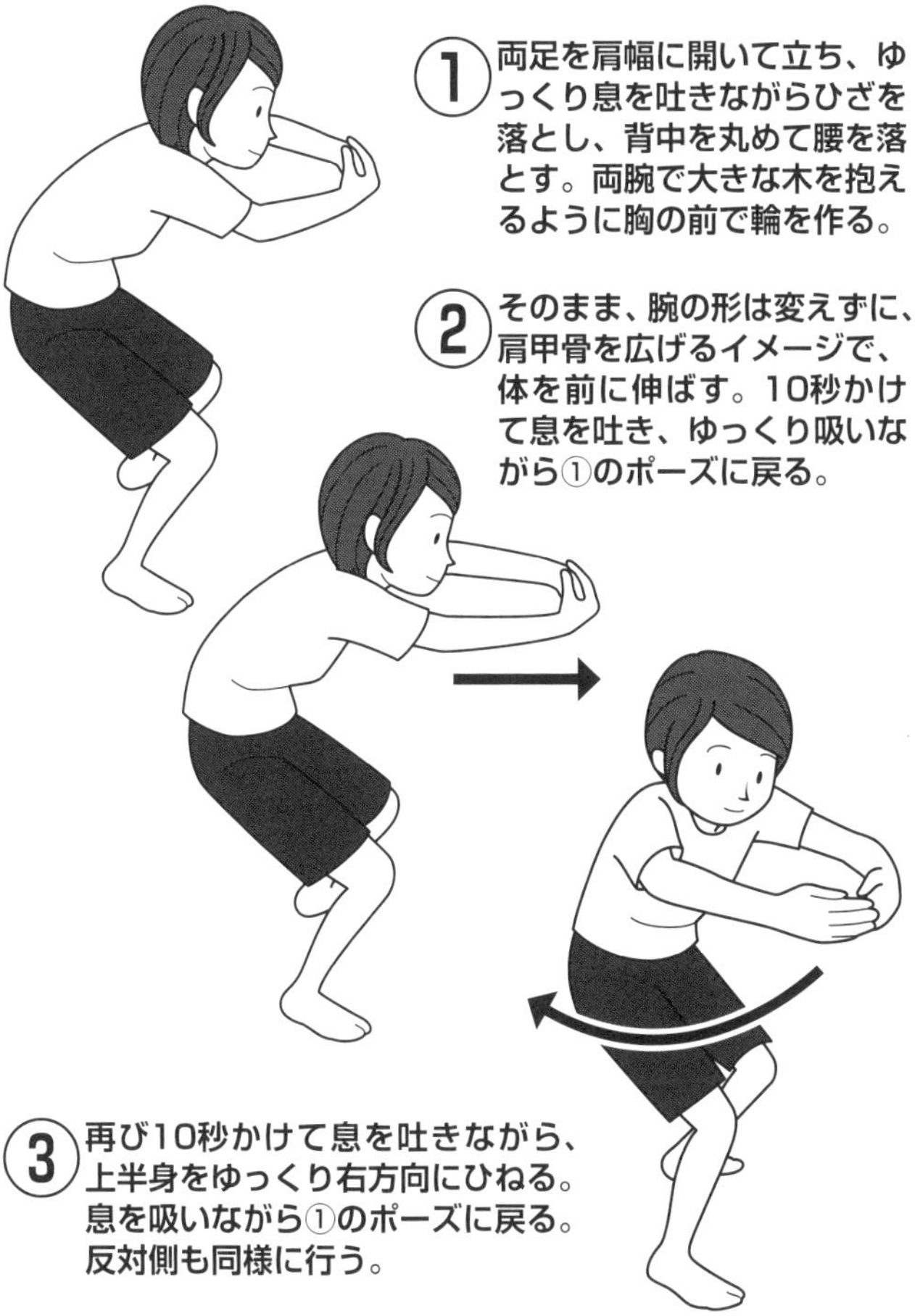

① 両足を肩幅に開いて立ち、ゆっくり息を吐きながらひざを落とし、背中を丸めて腰を落とす。両腕で大きな木を抱えるように胸の前で輪を作る。

② そのまま、腕の形は変えずに、肩甲骨を広げるイメージで、体を前に伸ばす。10秒かけて息を吐き、ゆっくり吸いながら①のポーズに戻る。

③ 再び10秒かけて息を吐きながら、上半身をゆっくり右方向にひねる。息を吸いながら①のポーズに戻る。反対側も同様に行う。

Q95 息切れしやすくて困っています。対策があれば教えてください。

息切れには2種類あります。肺が原因の息切れと心臓が原因の息切れです。

息が苦しくなって夜中に目を覚ましたり、足・顔のむくみや動悸《どうき》を伴っていたりする場合は、心臓になんらかのトラブルが生じて息切れを起こしている可能性がありま す。特に、横になっているときに息が苦しくて体を起こしたら呼吸がらくになる場合は、その可能性が強く疑われます。これは、横になった姿勢でうっ滞していた血液が、体を起こすことで心臓に戻りやすくなるためです。

一方、肺のトラブルが原因の場合は、夜中に息が苦しくて目が覚めることはほとんどありません。このタイプでは口の中や気道が乾燥すると、息切れが強くなりがちです。マスクを装着したり、携帯用の加湿器などを使ったりして口腔《こうくう》内や気道の乾燥を防ぎましょう。つらい息切れには去痰《きょたん》剤や気管支拡張剤の使用を検討してもいいでしょう。

左図の「よこぶえ呼吸」は息切れしやすい人の呼吸を改善するのに有効です。腹式

よこぶえ呼吸のやり方

口からゆっくりと息を吐き、鼻から自然と息を吸う呼吸をくり返すことで、気道の圧力が高まり、細くなった気管支を広げ、呼吸をスムーズにする呼吸法。

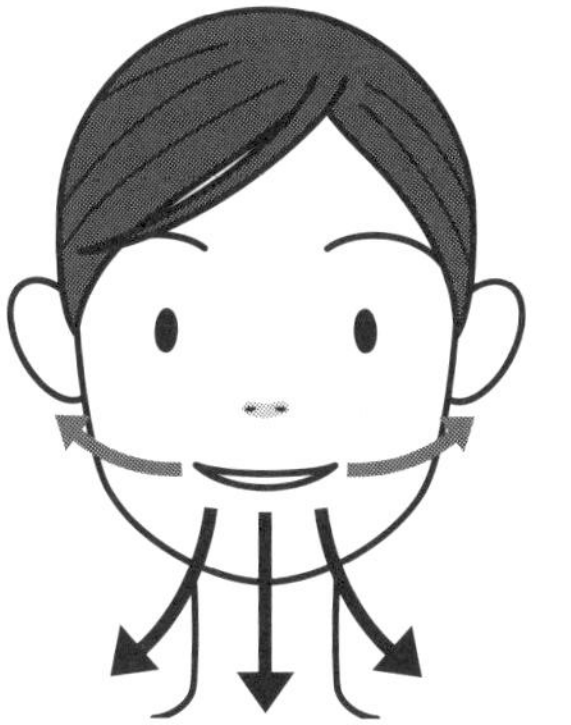

① **イスまたは床に座り、姿勢を正す。口をやや横に広げ、唇を薄く開いて10〜15秒かけてゆっくりと息を吐く。吐き切ったところから、さらにおなかに力を込めて息を吐き切る。**

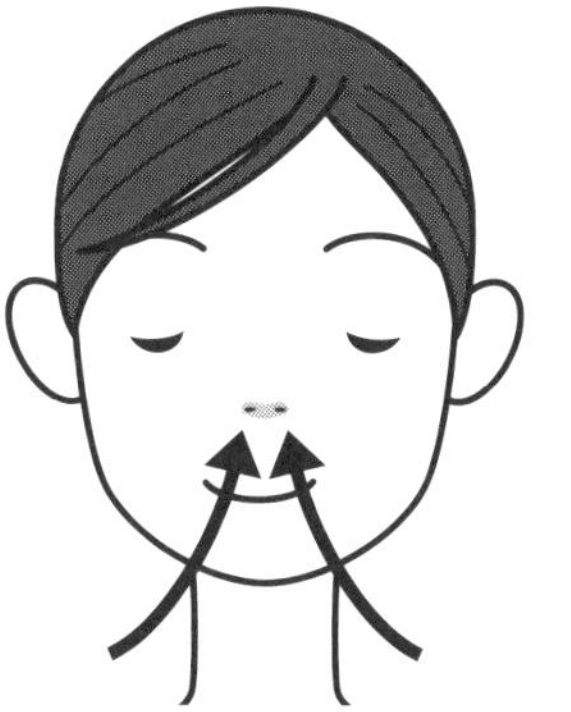

② **鼻から息を吸う。息を吐き切ったあとは、自然と空気が体内に入ってくる。自然に5〜6秒かけて吸う。①と②を数回くり返す。**

呼吸が身につき、空気の出し入れがらくになります。（奥仲哲弥）

Q 96

肺炎予防にネコ背を正すのがいいそうですが、やり方を教えてください。

背中が丸くなると肩が内側に入って胸郭《きょうかく》が狭まり、横隔膜《おうかくまく》の動きが悪くなります。また、ネコ背の人は、頭と首が前方に傾く、「ストレートネック」の状態にあります。すると頭の重みが、背骨の首の部分である頸椎《けいつい》に直接的にかかるため、首や肩のこりを引き起こします。肩甲骨《けんこうこつ》の緊張が続き、胸郭を十分に広げられなくなり、これもまた横隔膜の動きを悪くします。

その結果、肺が広がりづらくなり、呼吸が浅くなって十分な酸素を取り入れられなくなります。これにより、肺の機能が低下して、動悸《どうき》や息切れが多くなったり、少し動いただけで疲れたりといった不調を感じるようになるのです。

したがって、ネコ背の人は日ごろから正しい姿勢を心がけることが大切です。壁に後頭部、肩甲骨、お尻《しり》、ふくらはぎ、かかとの5点をつけて立ち、左右の耳、肩先、腰骨の位置が床や地面と平行になっているのが正しい姿勢です。ネコ背の人は左図の方法をぜひ実践してください。

（奥仲哲弥）

ネコ背の対策に役立つ2つの方法

1) 3分間、爪先立ちをする。重心のバランスを取ろうと、自然と背すじがまっすぐになる。

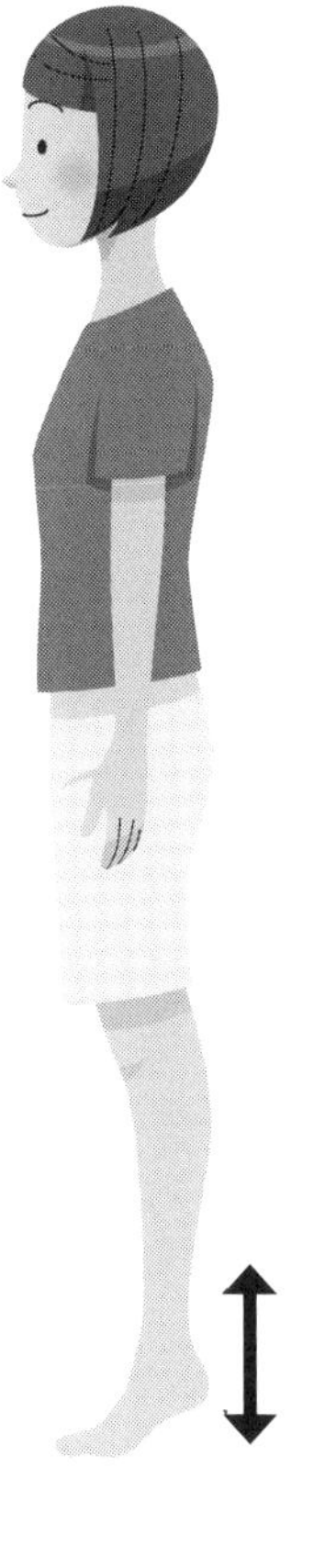

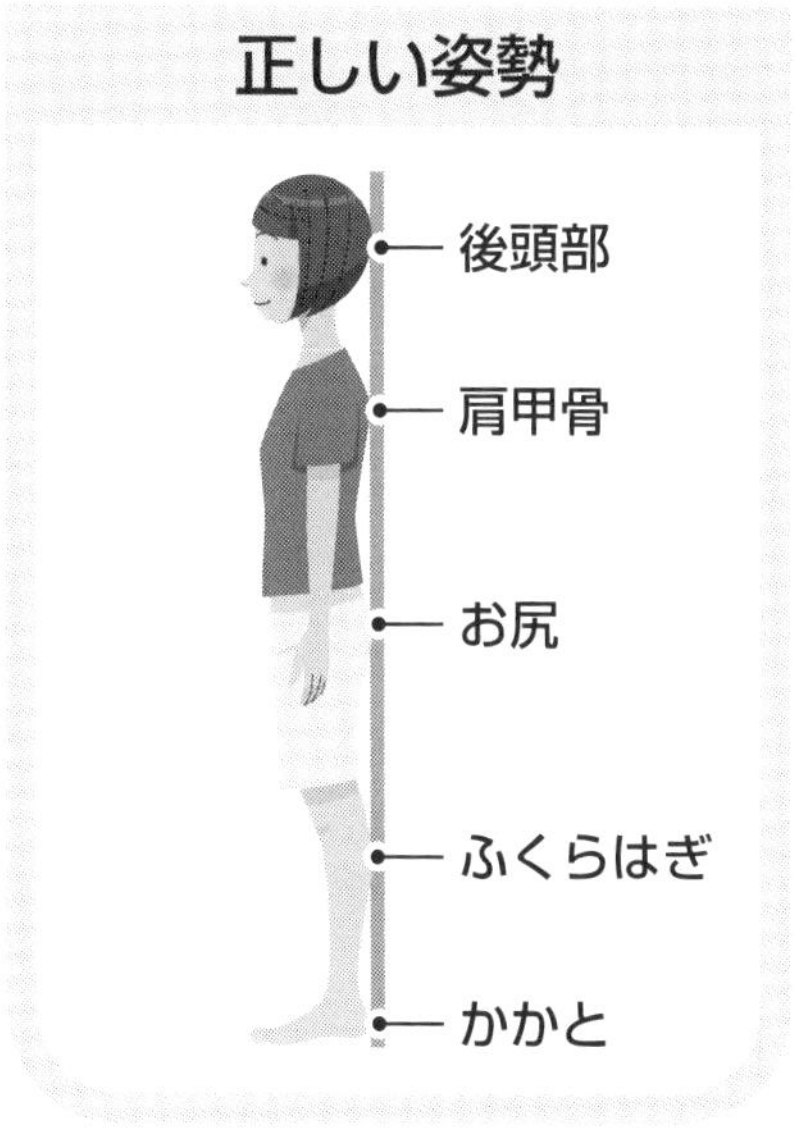

2) 2個つなげたテニスボール、あるいはタオルを頚椎（首の骨）の最も下（第7頚椎）に置いてあおむけに4〜5分寝る。

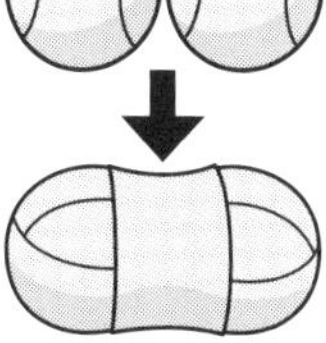

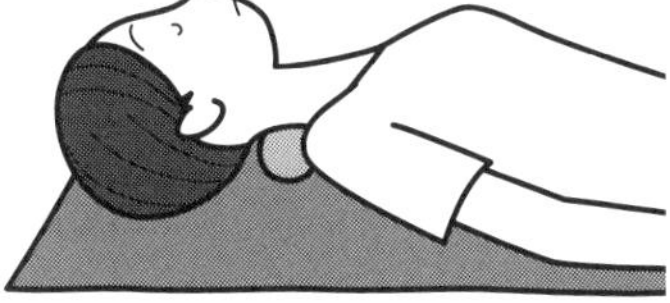

Q97 誤嚥性肺炎予防のために、食事前に準備すべきことはありますか？

口の中には細菌がいます。それらを誤嚥《ごえん》しても誤嚥性肺炎（Q23を参照）にならないように、食前に口腔《こうくう》ケアをして口の中を清潔にしてください（Q109を参照）。

また、左図のように**食べるときに使う首や口、舌、ほおなどの筋肉をほぐしておく**と、スムーズな食事につながります。**唾液腺《だえきせん》の刺激もおすすめです**（Q116を参照）。唾液が出て飲み込みやすくなるうえ、唾液には抗菌作用があるので口の中の細菌を減らす効果も期待できます。

こうした運動とともに、もう一つ忘れてならないのが**食べるときの姿勢です**（172ジーの図参照）。姿勢が安定しないと誤嚥につながるおそれがあります。股関節《こ》、ひざ関節、足首が直角に曲がるようにイスに深く腰かけて体を安定させ、足裏をしっかり床に着けます。足裏全体が床に着かない場合は、厚い雑誌などを足台にするといいでしょう。姿勢が悪いと食事のときにあごが上がってしまい飲み込みにくくなります。軽くあごを引いて、できるだけ姿勢を整えてください。

（平野浩彦）

誤嚥予防に役立つ体操

首の体操

① 首をゆっくり、左右に倒す。

② 左右に、1回ずつ回す。

※2回ほどくり返す。

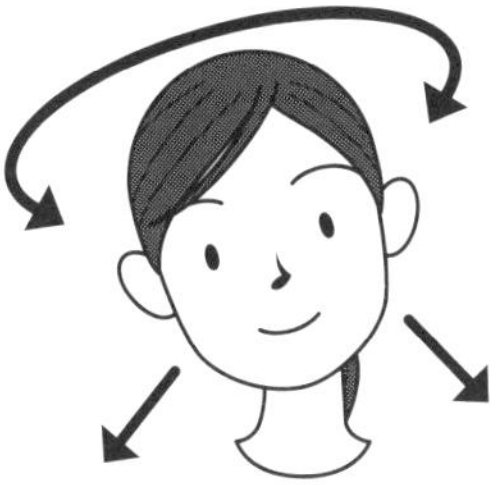

口の体操

① 口を大きく開けて
「あー」と声を出し、
次にしっかり唇を閉じて
「んー」と声を出す。

※5回ほどくり返す。

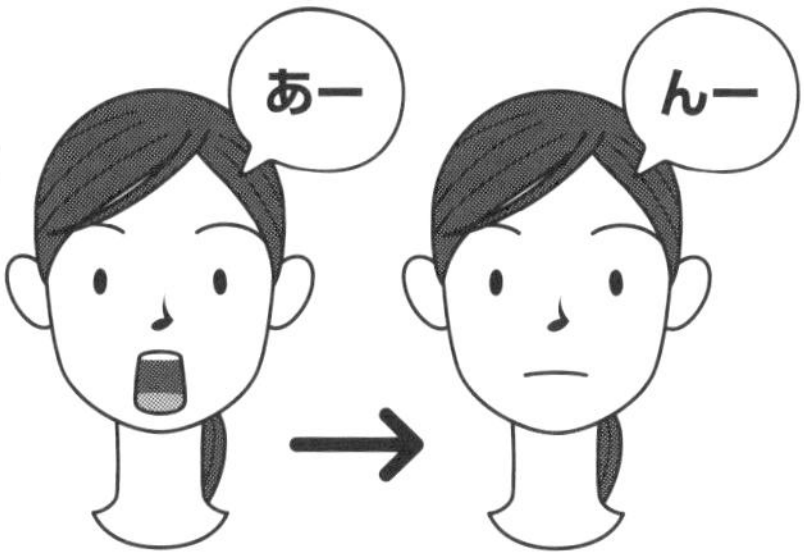

舌の体操

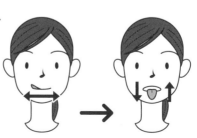

① 舌先を左右の口の角に、
交互に当てる。

② 次に、舌先を上に、
下に伸ばす。

※5回ほどくり返す。

ほおの体操

① 口を閉じたまま、ほおを膨らませたら、次にすぼめる。

※5回ほどくり返す。

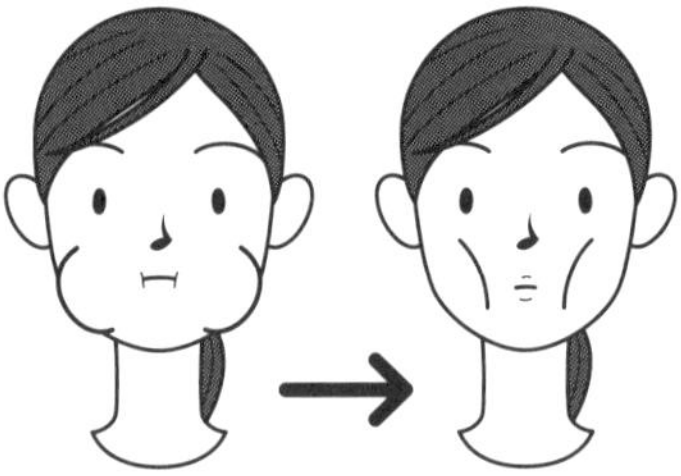

誤嚥の予防に！食事をするときの姿勢

① 股関節、ひざ関節、足首が直角に曲がるようにイスに深く腰かけ、足裏を床に着ける。

※背中にクッションを入れてもいい。

② 軽くあごを引いてできるだけ食事姿勢を整える。

※足裏全体が床に着かない場合は、厚い雑誌などを足台にするといい。

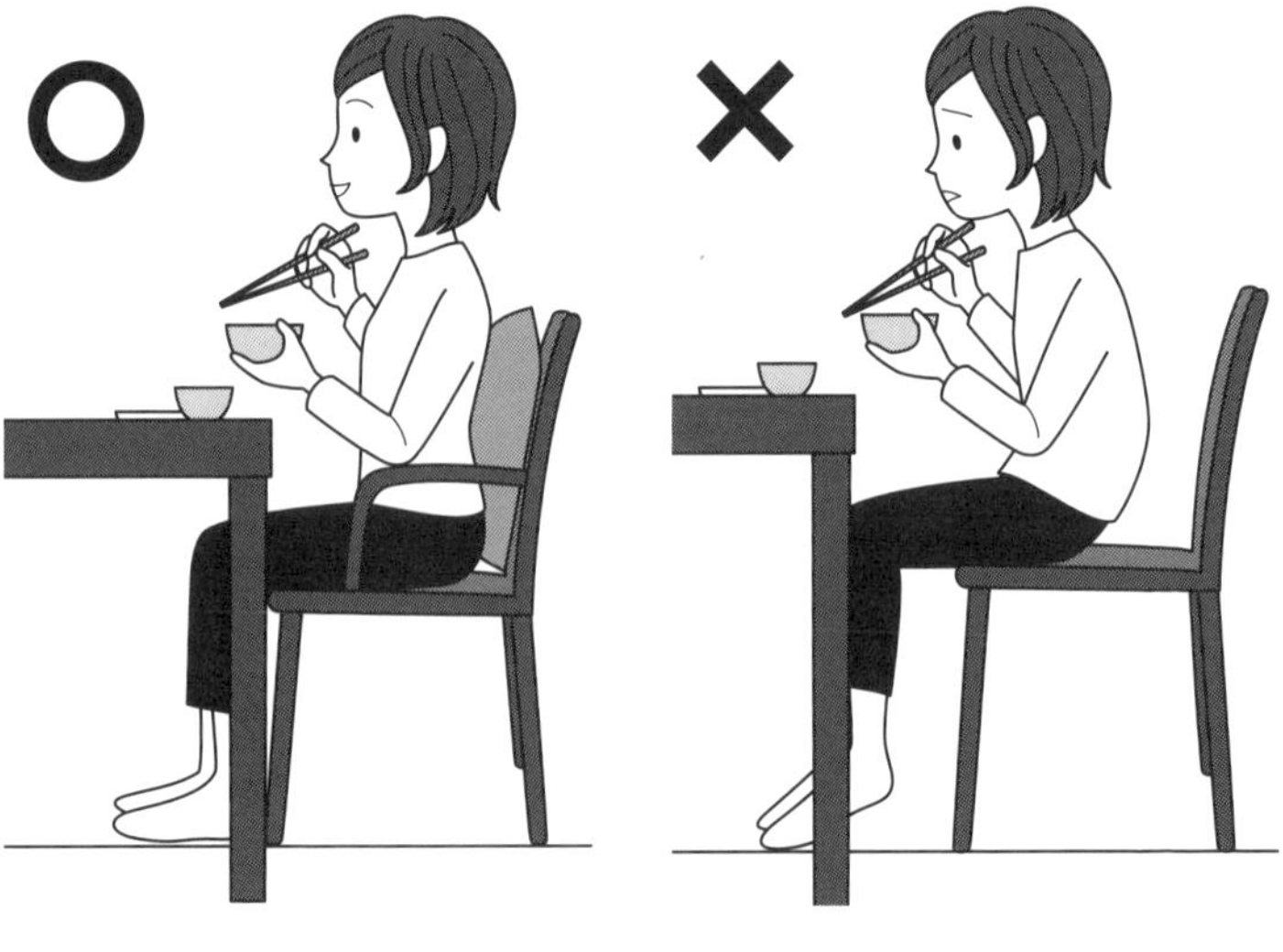

Q98 誤嚥は「そぼろ」「ふりかけ」などで起こりやすいとは本当ですか？

食べ物をスムーズに飲み込むためには、ある程度、食べ物がまとまって塊（食塊《しょくかい》）になっている必要があります。ところが、そぼろやふりかけなどは形状がパラパラなので、口の中でまとまらず、飲み込もうとしてものどに残留しやすく、誤嚥《ごえん》につながりやすくなります。

クッキーやせんべい、焼き魚なども同じように口の中でバラバラになるので、誤嚥しやすい食品です。

「柔らかい」「まとまりやすい」「べたつかない」の三つの条件を備えると飲み込みやすいといわれます。

例えば、パサパサしたそぼろでも、卵やタマネギなどのつなぎを入れてしっかり練り上げて食塊としてまとまった形態にすれば飲み込みやすい三つの条件を満たすことができます。このように、誤嚥しやすい食品も工夫して飲み込みやすい食品に調理しなおすことが肝心です。

（山本　寛）

Q
99

誤嚥対策にかみごたえのある食品を食べたほうがいいそうですが、なぜですか?

足腰の筋力は年齢とともに衰えますが、体を積極的に動かしたり鍛えたりすることで衰えを防ぐことができます。かむときに使う咀嚼《そしゃく》筋も、足腰の筋肉と全く同じです。よくかまずに飲み込める食品ばかりを食べていると、咀嚼筋は年齢による衰え以上に弱くなり、誤嚥《ごえん》を招きやすくします。

すでに嚥下《えんげ》障害を起こしている人の場合は、ある程度柔らかい食品のほうが飲み込みやすく誤嚥防止になりますが、健康な人であればかみごたえのある食品を意識してとることが誤嚥対策につながります。かみごたえのある食品だと、自然とかむ回数が多くなります。そうなれば唾液《だえき》の分泌《ぶんぴつ》量が増え、口腔《こうくう》内の細菌の増殖が抑えられ、誤嚥しても肺炎のリスクは軽減します。

たくあんやスルメなどのように硬いものでもいいですし、肉などの食材を大きく切る、野菜はさっとゆでるといった調理法を工夫するだけでもかみごたえのある料理になります。

(山本　寛)

Q100 誤嚥は汁物で起こりやすいと聞きます。防ぐ方法はありますか？

汁物やジュース、お茶、水などさらっとした液体は咽頭《いんとう》へ落ちていくスピードが速いため、誤嚥《ごえん》やむせる原因になります。そこで、例えば汁物にはとろみをつけるとゆっくりと咽頭へ送られるので、飲み込むタイミングが取りやすくなります。また、食べ物がまとまるのでむせずに飲み込めるようになります。

とろみをつける場合、従来は片栗粉がよく使われてきました。片栗粉の場合、とろみをつけるものが温かくないとダマになってしまうためジュースや冷たいお茶には不向きです。最近は、冷たいものにも簡単にとろみをつけられるとろみ剤もいくつか出ているので、それを利用するのも一案です。

ただし、とろみをつけすぎてダマができると、のどにつまりやすくなります。とろみ剤を溶かすときにダマができないようにしてください。ダマができたときは取り除くこと。とろみ剤の使い方がよくわからないときは、医療機関などの管理栄養士に相談するといいでしょう。

（山本　寛）

Q 101

誤嚥予防のために、ほかに気をつけるべき食材や食品があれば教えてください。

板ノリやワカメ、最中の皮、薄切りのキュウリなどペラペラしたものは口の中に張りついて飲み込みづらいものです。もちやコンニャク、イカ、タコなどはかみ切りにくく、かむ力が低下した人はしっかりかまずにそのまま飲み込んでしまい、のどにつまらせる危険があります。パンやカステラ、マドレーヌなどは水分が少なく、いったん唾液《だえき》が混ざるとベタッとした塊となるため、口の中に残ったり、のどにつまったりする危険があります。

上の表に気をつけたい食材・食品をまとめたので参考にしてください。

（山本　寛）

気をつけるべき食材・食品

食品の形状	主な食材・食品
さらっとした液体	水、お茶、みそ汁、ジュース
口の中でバラバラになってまとまらないもの	そぼろ、ふりかけ、焼き魚、お茶漬け、チャーハン
水分の少ないもの	パン、カステラ、マドレーヌ
口の中に張りつくもの	板ノリ、ワカメ、最中の皮
かみ切りにくいもの	もち、コンニャク、イカ、タコ
繊維が残るもの	ゴボウ、タケノコ、パイナップル

Q102 誤嚥が食事中に急に起こったらどうすればいいですか？

食事中に、口やのどに手を当てて苦しそうにしたり、顔色が青ざめたりしたときは誤嚥《ごえん》により窒息が起こっている可能性があります。窒息は生命を脅かしかねないので緊急に気道内の異物を取り除く必要があります。

異物が口の中やのどにたまっているのが確認できた場合は指で異物をかき出します。それでも取り出せなかったり、流動物を誤嚥したりしている場合は、腹部を突き上げるハイムリッヒ法を行います。ただし、意識がない場合は、ハイムリッヒ法は行わずにすぐにまわりの助けを求め、救急車を呼んでください。

（山本　寛）

ハイムリッヒ法とは

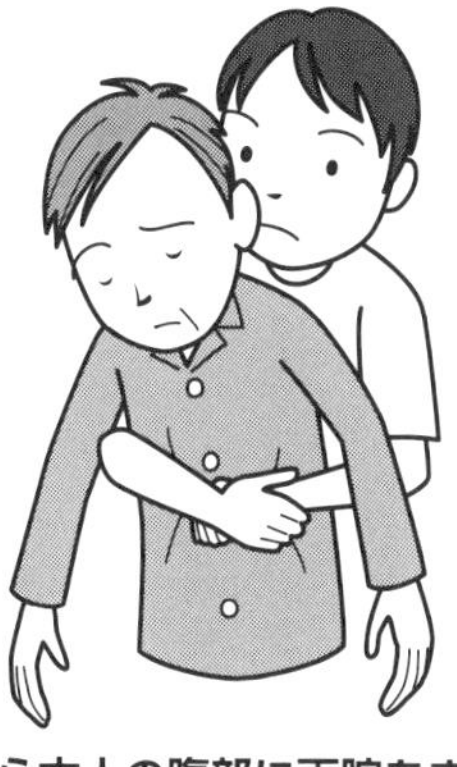

背後から本人の腹部に両腕をまわし、片方の手で握りこぶしを作り、もう一方の手をその上に重ねる。腹部を下から上へ勢いよく圧迫する。
※意識がない人、妊婦や乳児には行わないでください。

Q103 誤嚥性肺炎の予防に「かむ力と飲み込む力の強化」が重要と聞きますがなぜですか？

よくかむと抗菌作用のある唾液《だえき》が多く出ます。逆にいえば、かむ力が弱まって回数が減ると、唾液分泌《ぶんぴつ》が少なくなってしまいます。その結果、口の中で食事がうまくまとまらず、飲み込みにくくなります。

さらに、飲み込む力が衰えると、食べ物を飲み込みにくくなったり、むせやすくなったり実際にむせ返ったりして、これもまた誤嚥性肺炎（Q23を参照）が起こりやすくなります。

かむ力や飲み込む力が低下すると食事が進まず、また食べやすいものばかり口にすると栄養が偏ったりして、体力や抵抗力が低下してますます誤嚥性肺炎のリスクが高まることになります。したがって、誤嚥性肺炎を防ぐには、かむ力と飲み込む力を強化することが重要です。Ｑ１０４でかむ力と飲み込む力の強化体操を紹介しています。特にかむ力と飲み込む力が弱くなり、誤嚥性肺炎のリスクが高くなる高齢者はぜひトライしてみてください。

（平野浩彦）

Q104 誤嚥予防のために「かむ力・飲み込む力の強化体操」があれば教えてください。

かむときに使う筋肉を「咀嚼筋《そしゃく》」といいます。主な咀嚼筋には、「側頭筋」と「咬《こう》筋」「内側翼突筋《ないそくよくとつ》」「外側翼突筋」の四つがあり、このうち側頭筋と咬筋は外から簡単にさわることができます。奥歯をグッとかみしめて、両手であごとこめかみをさわってみてください。ピクピク動く筋肉があるはずです。あごの部分にある筋肉が咬筋、こめかみ部分の筋肉が側頭筋です。

「入れ歯が合わない」「奥歯の何本かが抜けた」などを放置していると、奥歯を使わずに前歯ばかりでかむクセがついてしまいます。私たちが口にする食事は柔らかいものが多いので、前歯ばかりでかんでもふだんは不都合を感じません。しかし、こういう人は側頭筋がピクピクと動きません。食べるパターンが悪くなっているサインです。

側頭筋や咬筋が衰えると十分にかむことができなくなり、唾液《だえき》が十分に分泌《ぶんぴつ》されず、誤嚥《ごえん》性肺炎（Q23を参照）の最大の原因である誤嚥を招きやすくなります。反対に、

側頭筋や咬筋を鍛えてしっかりかめるようになれば唾液の分泌が促進され、食べ物が

まとまりやすくなって誤嚥を防ぎ、さらには誤嚥性肺炎の予防につながります。
そこで私がおすすめしたいのが「あー・んー体操」です。人さし指で側頭筋を、親指で咬筋を軽く押さえたら口を大きく開けて「あー」と声を出し、次に、しっかりと口を閉じ、舌を上あごに押しつけて奥歯をかみしめ「んー」と声を出すという、いたって簡単な体操です。側頭筋と咬筋だけでなく、「舌の筋肉」も鍛えることができます。舌は、食べ物と唾液を混ぜ合わせたり、咀嚼した食べ物をのどへ送り出したりするとても重要な役割の器官です。

（平野浩彦）

「あー・んー体操」のやり方

かむときに使う「側頭筋」や「咬筋」、さらに咀嚼した食べ物をのどへ送り出すのに欠かせない「舌の筋肉」を鍛えることができる。

① 人さし指で側頭筋を、親指で咬筋を軽く押さえたら口を大きく開けて「あー」と声を出す。

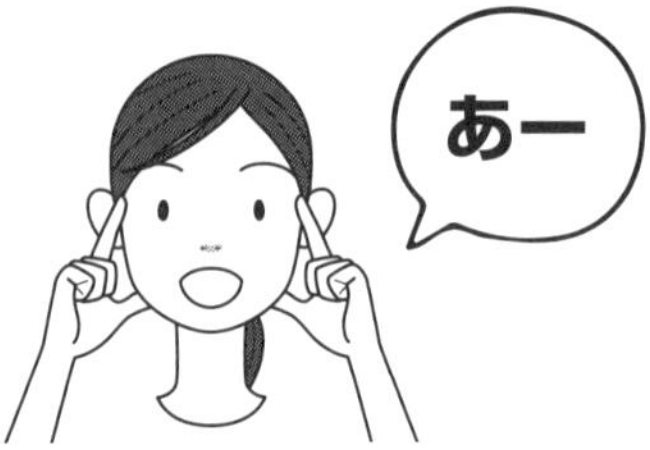

② しっかりと口を閉じ、舌を上あごに押しつけて奥歯をかみしめ「んー」と声を出す。

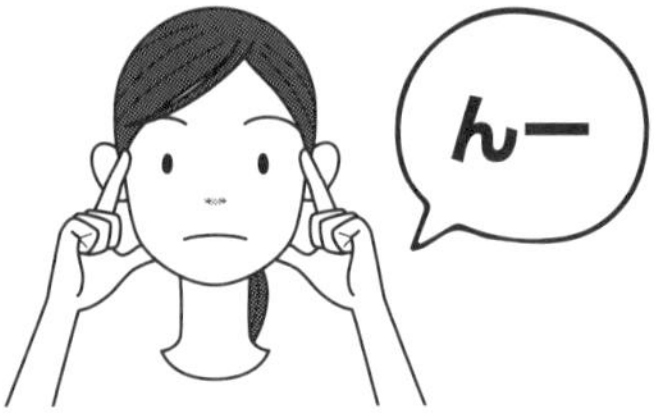

③ ①と②を3回くり返すのを1セットとして、1日に3セット行うのを目安とする。

Q105 誤嚥予防に黒コショウやトウガラシの香りが役立つと聞きました。本当ですか？

口から入った飲食物が咽頭《いんとう》に達すると、その刺激により嚥下《えんげ》反射が起こります（Q23を参照）。また、本来、口から食道に送られるものが誤って気管に入るとセキ反射（咳嗽《がいそう》反射）が起こります。この**嚥下反射やセキ反射を促進させる物質が「サブスタンスＰ」**です。これは神経伝達物質の一つで、咽頭で分泌《ぶんぴつ》されます。これまでのさまざまな研究から咽頭のサブスタンスＰの濃度減少は嚥下反射やセキ反射を低下させることや、逆に咽頭のサブスタンスＰの濃度が高いと嚥下反射やセキ反射が良好であるとの知見が得られています。したがって、誤嚥《ごえん》を防ぐにはサブスタンスＰ濃度をできるだけ高める、つまりサブスタンスＰを増やすことが有効と考えられます。**サブスタンスＰの分泌を促進する効果が期待できる食品が身近にあります。トウガラシや黒コショウです。**

トウガラシの辛み成分であるカプサイシンは、昔からサブスタンスＰを強力に分泌させることが知られています。東北大学医学部などの共同研究チームは、老人福祉施設に入所している高齢者8人を対象に、カプサイシントローチを1日3回、1ヵ月間摂取してもらう試験を行いました。その結果、試験前には1回の嚥下に1分以上かかっていた人を含め、全員が健康な人と同じように5秒以内に食べ物を飲み込めるようになったのです。

コショウの香りにも脳を刺激してサブスタンスPの生成を促す作用があります。黒コショウの香りをかぐと脳に直接刺激が伝わり、飲み込みをつかさどる嚥下中枢の働きがよくなると考えられています。

東北大学医学部の研究チームは、介護老人保健施設に入所している108人を3グループに分け、Aグループに黒コショウの精油、Bグループにはラベンダーの精油、Cグループには水のにおいを1ヵ月間かいでもらう試験を行いました。その結果、嚥下にかかる時間が試験前は平均15〜17秒だったのが、黒コショウの精油をかいだAグループのみが平均4秒に改善したのです。

誤嚥を防いでむせ返りなどを起こらなくするため、おかずやみそ汁、スープなどにトウガラシや黒コショウをひと振りかけることを習慣にしてはいかがでしょう。なお、黒コショウは香りが重要なポイントなので、香りがしなくなった古いものを使わずに、食べる直前に振りかけるようにしてください。

（佐々木英忠）

Q106 誤嚥予防のために食後1〜2時間は横にならないほうがいいとは本当？

例えば朝7時に適量の朝食を食べたとすると、食べたものが胃を通過して小腸にたどりつくのは早くて9時ごろです。その2時間ほどの間に、横になると胃に送られていた食べ物や胃酸が食道へ逆流してしまい、その一部が気管に入り、それが原因で肺炎になることがあります。

特に高齢者の場合、胃の内容物や胃酸の逆流を防ぐ下部食道括約筋《かつやく》がゆるみやすく、さらに骨粗鬆症《こつそしょうしょう》があって背中が丸くなっていると、胃が圧迫されていっそう逆流しやすくなります。この胃酸の逆流を医学的には「胃食道逆流症」といい、胸やけを起こします。

昔から「食べてすぐ横になると牛になる」といわれますが、誤嚥《ごえん》予防のためには、このいわれどおりすぐに横になるのはやめ、2時間程度が過ぎてからにしましょう。

食後すぐにどうしても横になりたいときは上半身を高くしたり、左側を下にして寝たりすると胃酸が逆流しにくくなります（Q107とQ108を参照）。

（山本　寛）

Q 107

誤嚥は就寝中に多いそうですが、防ぐ眠り方があれば教えてください。

健康な人でも就寝中にごく少量の唾液《だえき》を誤嚥《ごえん》することがありますが、免疫力が高いため唾液に含まれる病原体の増殖を抑えることができます。しかし高齢者の場合、免疫力が低下しており、また誤嚥した唾液を出そうとするセキ反射（咳嗽《がいそう》反射）も鈍っているため、気管支に侵入した病原体を除去できません。就寝中の誤嚥をくり返していると、不《ふ》顕《けん》性誤嚥（Q28を参照）を引き起こすので注意が必要です。

就寝中の唾液の誤嚥を防ぐには、枕を少し高くし、背中にクッションを敷き、口から食道へゆるやかな傾斜をつけて眠るといいでしょう。唾液が重力によってのどの奥の壁をつたい食道から胃へと流れやすくなります。（山本　寛）

唾液の逆流を防ぐ眠り方の例

唾液の逆流を防ぐには、枕を少し高くして背中（左右の肩甲骨のあたり）にクッションを敷き、頭が少し高くなるようにして寝るといい。

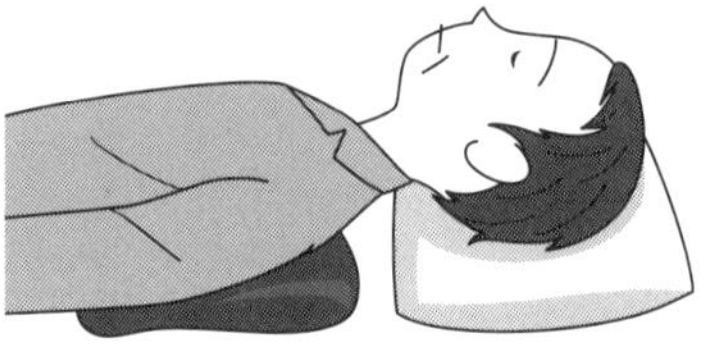

Q108 朝起きて口内がすっぱい人は胃液を誤嚥した可能性があるとか。対策はありますか？

Q106で解説したように、食べ物や胃液が食道へ逆流してしまい、それを誤嚥《ごえん》することがあります。朝起きて口内がすっぱいのは、胃から逆流してきた胃液が原因と考えられます。

胃液の逆流そのものを防ぐ一つの方法としておすすめなのが左向き寝です。胃の形はアルファベットのJのような形をしていて、その4分の3側を大弯《わん》、4分の1側を小弯といいます。体の左側を下にすると、胃の内容物は大弯側にたまり、しかも大弯が噴門《ふんもん》（胃と食道の接合部）より下の位置に来るので、逆流が起こりにくくなります。

あおむけでないと熟睡できない人はQ107で紹介したように、口から食道にかけてゆるやかに傾斜をつけた姿勢で眠るといいでしょう。（山本　寛）

左向き寝

左側を下にする。
（左向き寝）

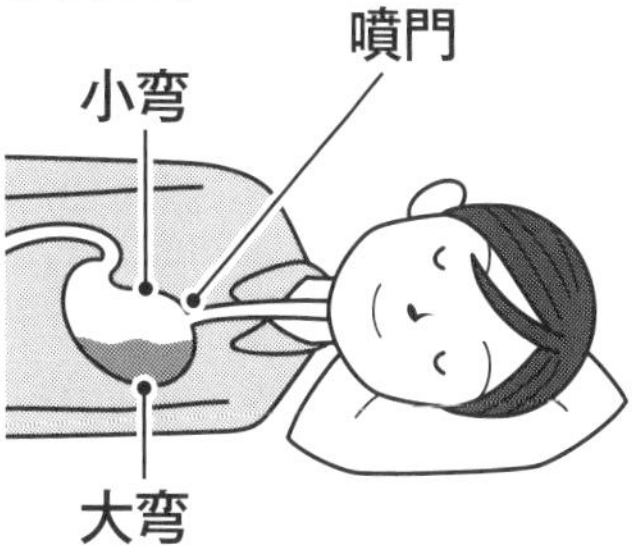

Q 109 肺炎予防には「口腔ケア」が重要と聞きましたが、なぜですか？

口の中は、清潔にしているつもりでも、1000億〜2000億を超える細菌がいるといわれます。歯周病や虫歯などがあるとその数はもっと増え、1兆にも及びます。肺炎予防に口腔《こうくう》ケアが重要なのは、これらの細菌が食べ物や飲み物に混入して気管に入り込むと誤嚥《ごえん》性肺炎（Q23を参照）のリスクが高まるからです。

口腔ケアの大きな目的は口腔内の細菌を減らすことです。それにより、食べ物や飲み物といっしょに誤嚥してしまう細菌の数も減るため、誤嚥性肺炎の危険を減らすことができます。また、口腔内細菌を産生する酵素が減るので、ウイルスの気道への吸着を防げることも誤嚥性肺炎の予防につながります。

口腔ケアと肺炎の関係については、これまでに多くの研究が行われています。全国11ヵ所の高齢者施設の入所者366人を口腔ケアを行った群（184人）とそうでない群（182人）に分け、2年間観察した研究があります。それによると期間中に肺炎を発症した人の数や肺炎による死亡者数、発熱者数は、口腔ケアをした群はしなか

口腔ケアは肺炎予防に有効

全国11ヵ所の高齢者施設の入所者366人を適切な口腔ケアを行った群（184人）とそうでない群（182人）に分け、2年間観察した。肺炎の発症者数、死亡者数、発熱発生者数のいずれも口腔ケアを行った群は有意に少なかった。

	口腔ケアなし	口腔ケアあり
発熱発生者数	54人（29%）	27人（15%）
肺炎発症者数	34人（19%）	21人（11%）
肺炎死亡者数	30人（16%）	14人（ 7%）

出典：「要介護者に対する口腔衛生の誤嚥性肺炎予防に関する研究」
米山武義、吉田光由ほか（日歯医学会誌2001）

った群に比べ有意に少なかったという結果が出ています。また、肺炎を発症しても、口腔ケアをした群は、しなかった群より軽度だったそうです。

口腔ケアは、肺炎の予防になるだけでなく、口の中がきれいになってさっぱりするので、食事をおいしく食べられます。高齢者に多い低栄養の予防にもなり、体力や抵抗力の向上にも役立ちます。

（平野浩彦）

Q110 肺炎の原因になる「口内の雑菌」を減らすいい方法はありますか？

口の中の雑菌を減らすのに最も有効な方法は口腔《こうくう》ケアです（Q109を参照）。口腔ケアにはさまざまなアプローチがありますが、欠かせないのが歯磨きです。歯ブラシを小刻みに動かしながら1本1本の歯をていねいに磨きます。自分なりの順番を決めて磨き残しをなくしましょう。歯と歯の間は歯間ブラシやデンタルフロスを用いるといいでしょう。**みなさん一人ひとりの口の中はそれぞれ異なります。かかりつけ歯科で定期的にチェックしてもらうことが最も重要です。**

舌の表面も細菌が付着しやすいところです。特に白っぽい色や黄色っぽい色をしたコケのようなものが見えたら、それは舌苔《ぜったい》です。スポンジブラシや粘膜ブラシを水に濡らして紙ナプキンなどで軽く水分を吸い取り、舌の上を前後、左右にゆっくり動かして拭き取ります。スポンジブラシや粘膜ブラシの代わりに15チセンほどのガーゼを用意して、人さし指に巻いて同様に拭き取ることもできます。気になる場合はかかりつけ歯科で相談してください。

年齢を重ねて口の機能が低下するとほおや口蓋《こうがい》（口腔《こうくう》の天井）、歯ぐきの粘膜にも食べカスが残りやすくなる場合があります。こうした部位も、舌の清掃と同じ要領でスポンジブラシや粘膜ブラシなどできれいにする必要がありますが、口の機能低下のサインですので、歯科医師などに相談しましょう。

くり返しになりますが、半年～**1年に1回は歯科を受診**して歯科医師や歯科衛生士による口腔内クリーニングを受けることをおすすめします。正しい磨き方の指導も受けられます。（平野浩彦）

舌苔の拭き取り方

① スポンジブラシや粘膜ブラシを水に濡らして紙ナプキンなどで軽く水分を吸い取る。

② 舌の上を前後、左右にゆっくり動かして拭き取る。

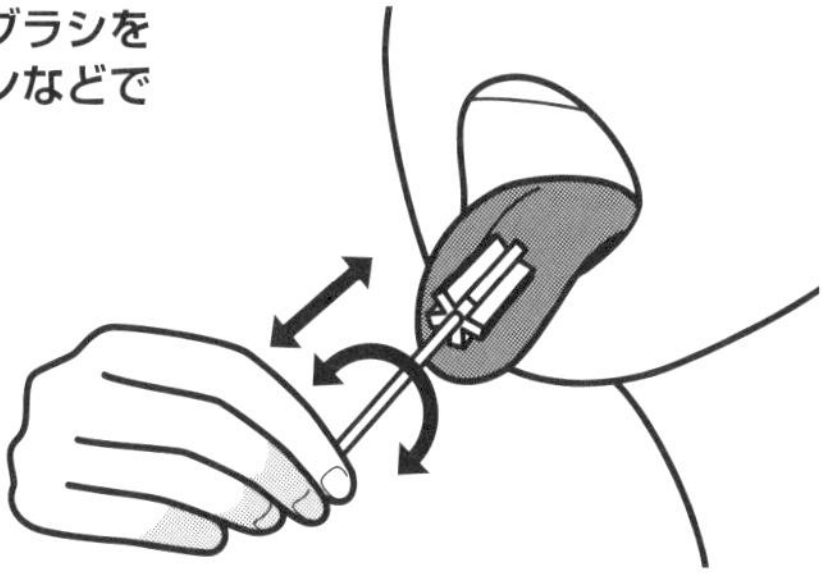

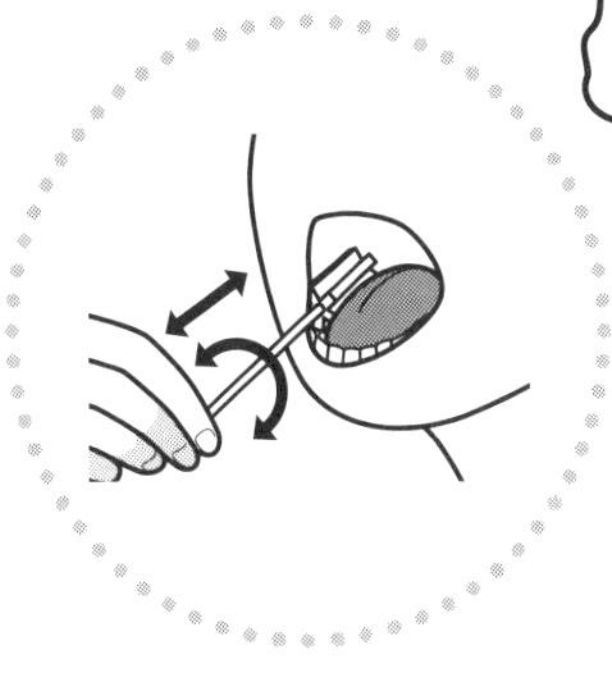

※同じように、歯ぐきの粘膜もきれいにするといい。

※ブラシの代わりに15センチほどのガーゼを、人さし指に巻いて同様に拭き取ることもできる。

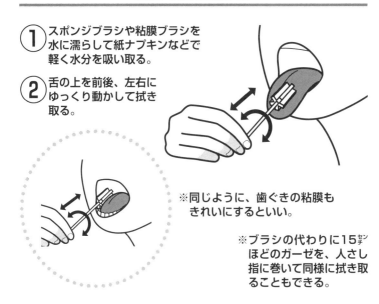

Q 111 入れ歯で気をつけるべきことはありますか？

入れ歯は人工物なので管理法を間違えるとカビが発生しやすく、細菌が繁殖しやすくなってしまいます。誤嚥《ごえん》性肺炎（Q23を参照）を予防するためにも、入れ歯を常に清潔にする必要があります。

入れ歯は基本的に毎食後にはずして、入れ歯専用のブラシと歯磨き剤を用いてていねいに洗浄します。特に奥歯や下前歯の義歯床《しょう》は汚れがつきやすいので、よりていねいに磨いてください。歯磨きペーストは使わないでください。入れ歯に傷がついてしまうことがあります。

部分入れ歯の金属部分（クラスプ）は小さな歯ブラシや歯間ブラシで軽くこすって汚れを落としましょう。入れ歯と隣接する土台の、ご自分の歯と歯の間もよく磨いてください。（平野浩彦）

入れ歯のケアのやり方

毎食後、専用のブラシと歯磨き剤でていねいに磨く。夜、洗浄したあとは、ホコリがついたり、乾いて変形したりしないように水や義歯洗浄剤を溶かした水につけて保管する。

奥歯や下前歯の義歯床は、特に汚れがつきやすいのでしっかりと磨く。

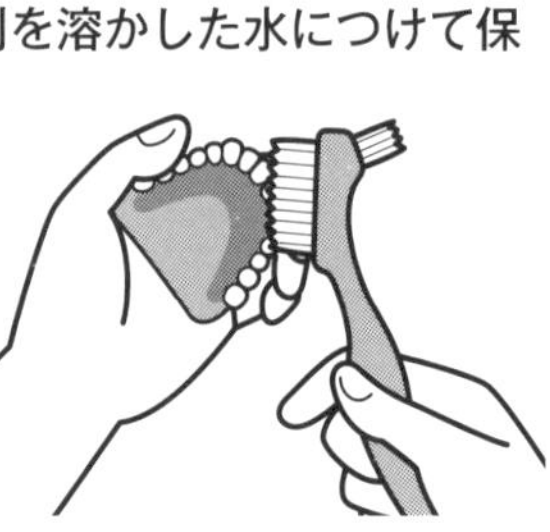

Q112 新型コロナやインフルエンザ予防に役立つ正しい手洗い・消毒法を教えてください。

新型コロナウイルスやインフルエンザウイルスの感染経路の一つは、物あるいは人から人への接触感染です。接触感染は、手洗いを徹底することにより高率に防げます。**手洗いの基本は、流水＋石けんでの30秒両手こすり＋流水のサンドイッチ手洗い法**です（次ページの図参照）。指と指の間、指先、親指のつけ根、手首は洗い残しやすい場所です。こうしたところは意識しててていねいに洗い、**洗浄後はしっかりふき取ってください**。

外出先のトイレなどにあるハンドドライヤーは、ウイルスを飛散させてしまうため使用をさけてください。タオルの共用も感染の原因となるので、ペーパータオルか自分専用の清潔なタオルで水気をふき取りましょう。

水がない場所では、アルコール消毒液で洗浄します。その場合、アルコール消毒液を手指全体によくなじませるのがポイントです。

頻繁に手洗いをすると、肌の弱い人などは手荒れを起こしやすいものです。最近のアルコール消毒液には保湿成分が含まれているものも多いので、そういう人は石けんよりもアルコール消毒液での洗浄をおすすめします。

（岡　秀昭）

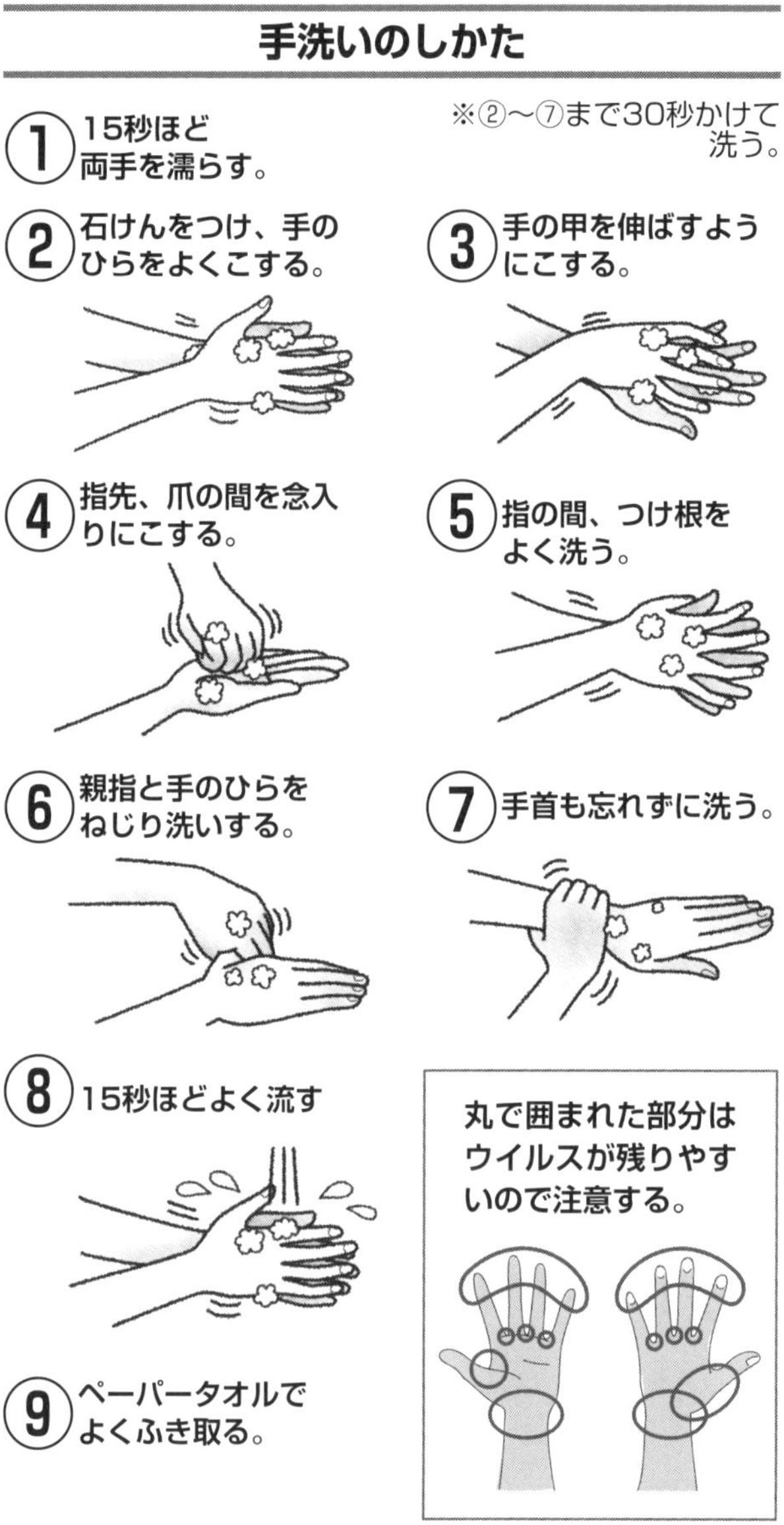
手洗いのしかた
※②〜⑦まで30秒かけて洗う。
① 15秒ほど両手を濡らす。
② 石けんをつけ、手のひらをよくこする。
③ 手の甲を伸ばすようにこする。
④ 指先、爪の間を念入りにこする。
⑤ 指の間、つけ根をよく洗う。
⑥ 親指と手のひらをねじり洗いする。
⑦ 手首も忘れずに洗う。
⑧ 15秒ほどよく流す
⑨ ペーパータオルでよくふき取る。
丸で囲まれた部分はウイルスが残りやすいので注意する。

Q113 マスクの正しい使い方というのはありますか？

インフルエンザウイルスや新型コロナウイルスの予防のために、多くの人がマスクをしています。相手との距離が十分に取れないときの飛沫《ひまつ》感染を防ぐにはマスクの着用が必要です。ただし、間違ったマスクの着用や扱い方をしている人が少なくありません。これでは、本来の目的を十分に果たせません。マスクの正しい使い方を習得しましょう。

ウイルスは微小な粒子です。マスクと顔の間にすきまがあると、ウイルスがそのすきまから飛散したり侵入したりします。まず**マスクは鼻と口を覆う大きさのものを選ぶことが大切です**。

マスクの素材にはガーゼ（布）タイプと不織布タイプがありますが、ウイルス対策用なら使い捨てできる不織布タイプがおすすめです。ガーゼタイプを使う場合は、内側にもう一枚ガーゼを重ねて使うとウイルスの捕捉効果が高まります。また、毎日洗濯ずみのものを使うようにしてください。

マスクの装着は必ず手洗いをしてから行います。ゴムひもを耳にかけ、鼻とあごを

マスクの正しいはずし方と捨て方

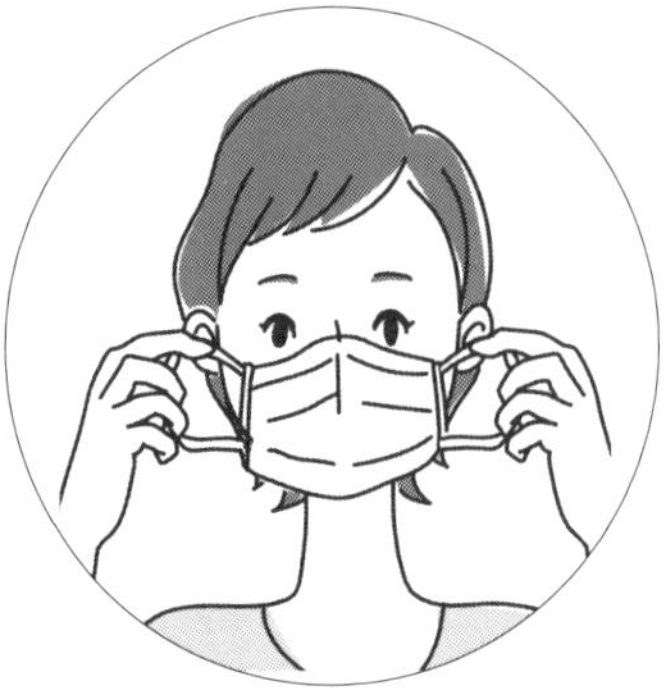

マスク表面はウイルスが付着している場合があるので、さわらずにゴム部分だけを持ってはずす。

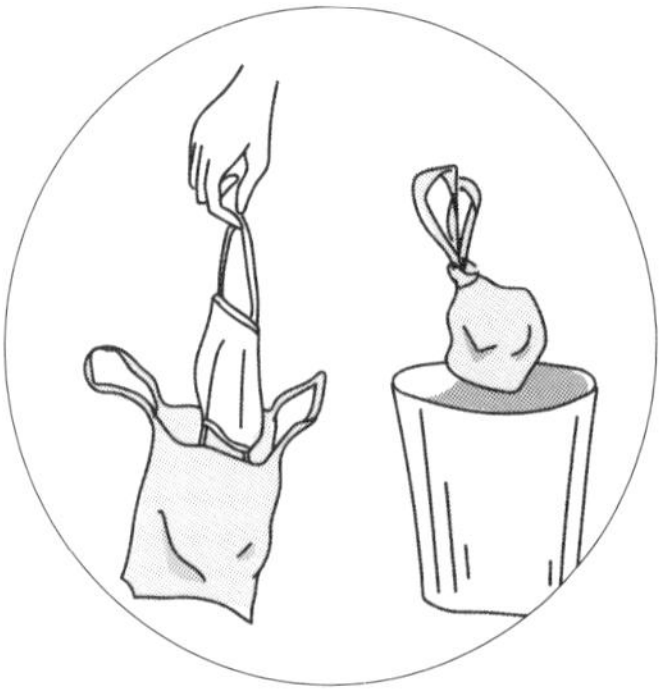

マスクを捨てるさいは、マスク本体には触れずにゴム部分だけ持って、ビニール袋に包ん捨てる。

覆うようにして顔にフィットさせます。

マスクをはずすときにも注意が必要です。マスクの表面はウイルスが付着している場合があるので、ゴムひも部分だけを持ってはずします。はずしたマスクはビニール袋に包んでゴミ箱に捨ててください。使い捨てではない場合、マスク表面に触れないようにして洗濯ネットに入れて洗濯しましょう。

なお、マスクをしていないときにセキやクシャミをする場合、ティッシュやハンカチなどで口と鼻を覆い、顔をほかの人には向けず、できれば人と1《メートル》以上離れてください。マスクもティッシュやハンカチもないときは、上着の内側やそでで口や鼻を覆いましょう（セキエチケット）。（岡　秀昭）

マスクで予防

マスクの正しいつけ方と間違ったつけ方

○

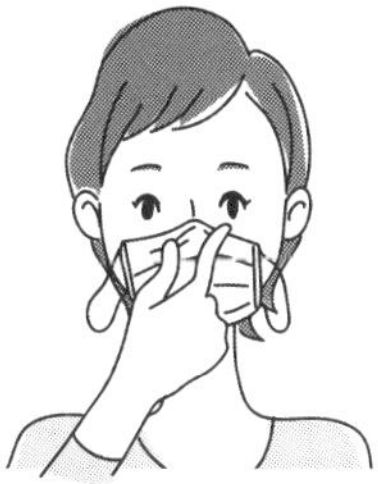

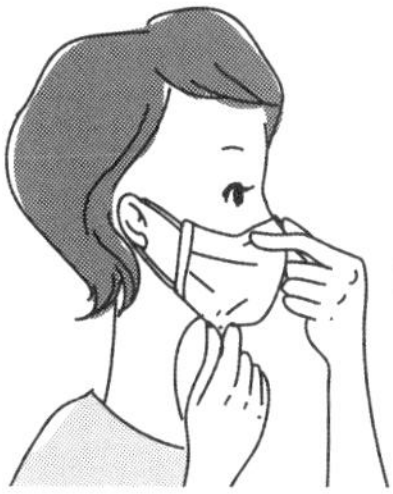

① 手洗いをしてから、鼻の形に合わせ、すきまを作らないようにマスクを当てる。

② ゴムひもを耳にかけたら、鼻当て（ノーズフィット）を押さえて、あごを覆うようにフィットさせる。ヒダがあるマスクは、鼻からあごまでヒダを伸ばし、鼻当てのワイヤーがある場合は鼻の形に折り曲げる。

×

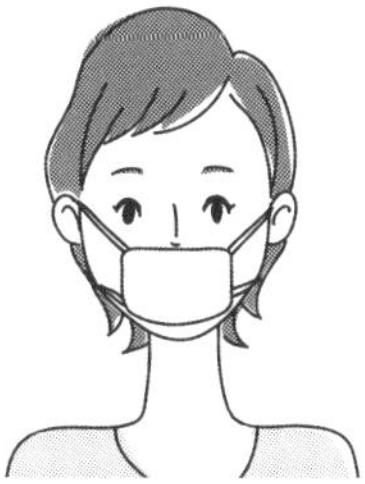

鼻が出ていたり、鼻の部分にすきまがある、あごが出ているつけ方では、マスクの効果が期待できない。

3つの「セキエチケット」を守る

1)

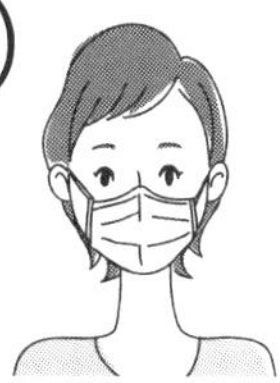

マスクを着用する。

2)

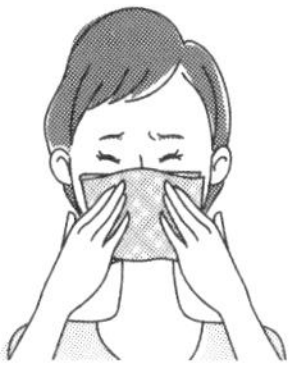

マスクがない場合、セキ、クシャミをするときはティッシュ・ハンカチなどで口や鼻を覆う（手で覆ってはいけない）。

3)

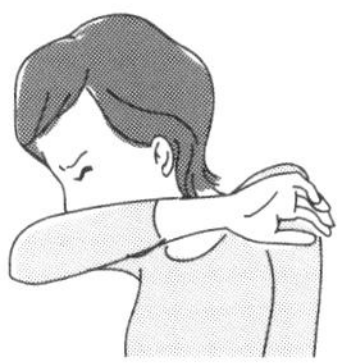

マスクもティッシュやハンカチもないときには、セキやクシャミをする場合は上着の内側やそでで覆う。

Q 114 COPDの人が悪化を防ぐ生活法を教えてください。

COPD《シーオーピーディー》（慢性閉塞性肺疾患《へいそくせいはいしっかん》。Q29を参照）は別名タバコ病と呼ばれることからもわかるように、最大の原因は喫煙です。まだ喫煙を続けているCOPDの人は、**すぐに禁煙をしてください**。それが悪化を防ぐには最も有効な対策です。

COPDの人は肺の中の上ずみの空気だけを交換しており、深い呼吸ができません。そのため「ヘッ、ヘッ、ヘッ」というような短く浅い呼吸をくり返すことで必要な酸素を得ようとします。それだけに大量のエネルギーを消費します。

そのうえ、COPDの人は息苦しくて食事がとれなかったり、食欲がわかなかったりして体重減少が高頻度で見られます。体重が減少すると体力や筋力が落ち、COPDが悪化する可能性があります。COPDの人は肉や魚、チーズなどの乳製品、ナッツ類など**高たんぱく・高エネルギー食品を積極的にとるようにしてください**。

さらに、**運動して体力をつけることも大切です**。運動はQ120で紹介している肺活ウォーキングがおすすめです。ぜひ実践してみてください。

（奥仲哲弥）

Q115 COPDの人が行うべき「呼吸リハビリ」があると聞きましたが、どんな方法ですか？

呼吸リハビリテーション（以下、呼吸リハビリとする）とは、ＣＯＰＤ《シーオーピーディー》（慢性閉塞《へいそく》性肺疾患《しっかん》。Ｑ29を参照）をはじめとした呼吸器に関連した病気を持つ人が進行の予防**あるいは健康状態を回復・維持するために**行うものです。最近は、医師や看護師、理学療法士、管理栄養士などのさまざまな医療スタッフがチームを組んで呼吸リハビリを指導する医療機関が増えています。

ＣＯＰＤの人はそうした医療機関の呼吸リハビリを受け、自分に合った呼吸のやり方や運動療法を行ってください。

口すぼめ呼吸のやり方

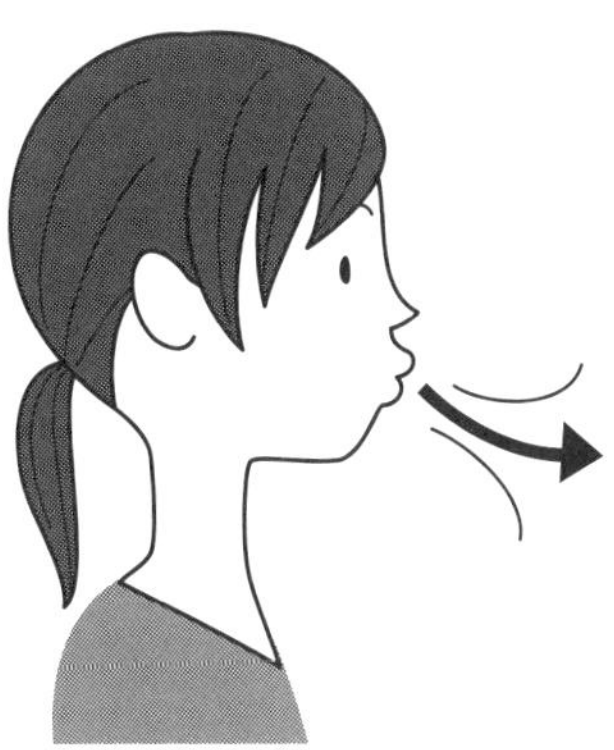

鼻から息を吸い、口をすぼめて、吸うときの3〜5倍の時間をかけてゆっくり細く吐く。吐く量がよくわからないときは、手のひらを口から30センチほど離し、そこに向かって息を吹きかけるといい。手のひらがわずかながら息を感じる程度が、吐く適量の目安。

医療機関の呼吸リハビリでよく行われているのが、**鼻から息を吸い、吐くときに口をすぼめて細く長く息を吐く「口すぼめ呼吸」**です。口をすぼめて息の出口を細くすることで、気管支や肺の内圧が高まり、息の吐き残しが少なくなって、空気を効率よく吐き出すことができます。

もう一つ、COPDの人に練習してほしい呼吸リハビリが**タンを上手に出す方法**です（排痰《はいたん》法）。気道にタンがたまると、空気が通りにくくなるため息切れが激しくなり、肺炎を起こしやすくなります。排痰法にはいろいろな方法がありますが、手軽なのが数回深呼吸をして肺を広げ、「ハッハッハッ」と息を強く速く吐き出すと同時に手でおなかの上のほうを圧迫してセキをする方法です（ハフィングという）。

さらに、**呼吸筋ストレッチ**（Q94を参照）で呼吸器機能を高めることも大切です。

これらを練習しつづけると、しだいに呼吸がらくになってくるはずです。

（奥仲哲弥）

タンを上手に出す方法の例

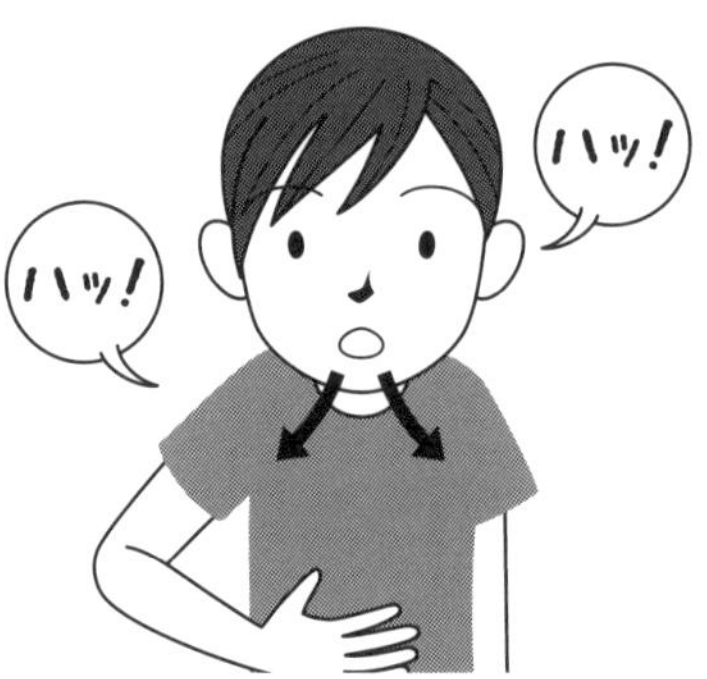

数回深呼吸をしたあと、「ハッハッハッ」と息を強く速く吐き出す。同時に手でおなかの上方を圧迫し、セキをする。

Q 116

肺炎予防に唾液の分泌量増やしも役立つそうですが、いい方法はありますか？

唾液《だえき》の働きの一つに口の中の細菌の増殖を抑える抗菌作用があります。唾液の量が減ると、口の中の細菌が増え、肺炎などの感染症のリスクが高まります。逆にいえば、唾液の量を増やせば肺炎予防に役立ちます。

　唾液の量を増やすいい方法が唾液を分泌《ぶんぴつ》する耳下腺《せん》、顎下《がっか》腺《せん》、舌下腺を刺激することです。食事の前などに行い、食事がスムーズにできる口内環境を心がけましょう。また、しっかりかむことが唾液の量を増やすことにもつながります。

（平野浩彦）

唾液腺をマッサージしよう

唾液には抗菌作用があるため、唾液の分泌量を増やすことは肺炎予防に役立つ。

耳下腺

指全体で上の奥歯あたりを後ろから前に向けて回す

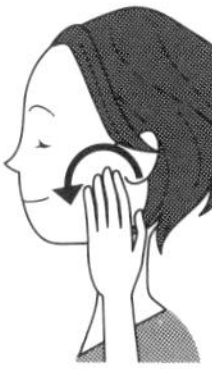

顎下腺

あごの骨の内側の柔らかい部分に指を当て、耳の下からあごの下まで軽く押す

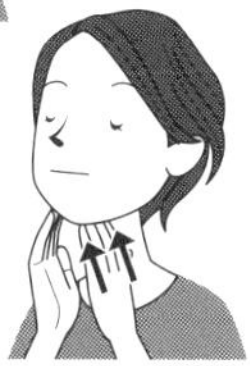

舌下腺

あごの下に両親指を当て、軽く押す

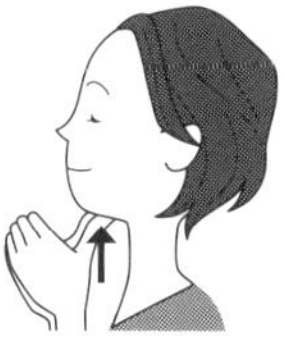

Q 117 唾液増やしにヨーグルトが役立つと聞きました。本当ですか？

動物はケガをしたところをなめて唾液《だえき》で傷を治すようなしぐさをします。恐らく唾液に微生物に対する抗菌作用があることを動物の本能で知っているのでしょう。

唾液の99％は水分ですが、残りの1％に100種類以上の有効成分が含まれています。**抗菌作用を持つ唾液成分も複数あり、その一つが外から入ってくる細菌を素早く排除して体を守るIgA《アイジーエー》（免疫グロブリンA）という免疫成分です。**

IgAはヨーグルトや納豆などの発酵食品をとることで、分泌《ぶんぴつ》量が増えることがわかっています。高齢者施設の入居者の協力を得て行った臨床試験では、1073R-1乳酸菌で発酵したヨーグルトを毎日112グラム、3カ月間摂取したところ、唾液中のIgAが増加しました。

IgAはヨーグルトなどの発酵食品以外に、野菜や果物、キノコなどに多く含まれる食物繊維を食べることでも分泌が促進されます。ヨーグルトを食べるときは果物をいっしょにとることをおすすめします。

（槻木恵一）

Q 118 唾液増やしには水分補給も重要とのことですが、どんな飲み方がいいですか？

口の中に入った食べ物は、かむさいに唾液《だえき》と混ざりながら、嚥下《えんげ》しやすい大きさや形、硬さに形成されます。ですから、唾液が減ると食べ物の嚥下がスムーズにできなくなり、誤嚥《ごえん》のリスクが高まります。唾液の量を増やすには、よくかんで食べることです。そのためには食材を大きめに切ったり、歯ごたえのある食材を用いたりするといいでしょう。また、姿勢を正して食事をすると咀嚼《そしゃく》回数が増えます。

こまめな水分補給も唾液の量を増やします。**水分補給は水が適しています。**体格や年齢で異なりますが、一般的には**1～1・5リットル**くらい補給をしましょう。**1回の量はコップ1杯約200ミリリットルを上限に飲みましょう。水以外では緑茶がおすすめです。**緑茶の渋み成分のエピガロカテキンには、4℃の冷水で抽出すると唾液中のIgA（免疫グロブリンA）の量を調節し、免疫力を高める作用があります。この温度ならカフェインも少なくなります。冷たいお茶が苦手なら温めて飲みましょう。ビールなどアルコール飲料は水分補給にはならないので注意してください。

（槻木恵一）

Q 119 おしゃべりも肺炎予防に役立つそうですが、一人暮らしの人はどうすればいいですか？

気管の入り口にあって、のど仏のすぐ後ろ側に声帯ヒダという1対のヒダがあります。声を発するときには声帯ヒダのすきま（声門）が狭くなり、ここを空気が勢いよく通り抜けることにより声帯ヒダが振動します。呼吸をするときには声門が開いて空気を通しやすくする一方で、食べ物が口腔《こうくう》から咽頭《いんとう》へ流れ込み、食道へ運び込まれるときにぴったりと声門は閉じられ、食べ物が肺へ流れないようにします。

声門が正常に閉じられなくなり、すきまができてしまうと食べ物や唾液《だえき》が気管に入る誤嚥《ごえん》が起こってしまいます。

声を出すおしゃべりは声帯ヒダを鍛え、声門が正常に閉じられて、肺炎を予防するのに役立ちます。

では、一人暮らしの人の場合、どうすればいいかといえば、要は声を出せばいいのですから、**歌を歌いましょう。一人カラオケやお風呂で得意の歌を歌い切るの**もおすすめです。

（奥仲哲弥）

Q 120 ふだん、歩きながらできる肺機能の強化法はありますか？

肺機能を強化するウォーキングのポイントは、歩くときに「姿勢」と「吐く呼吸」を意識することです。肩に力を入れずに胸を張り、背すじを自然に伸ばします。軽くひじを曲げて腕を前後に振りながら、爪先からけり出し、かかとから着地します。

ウォーキングの姿勢

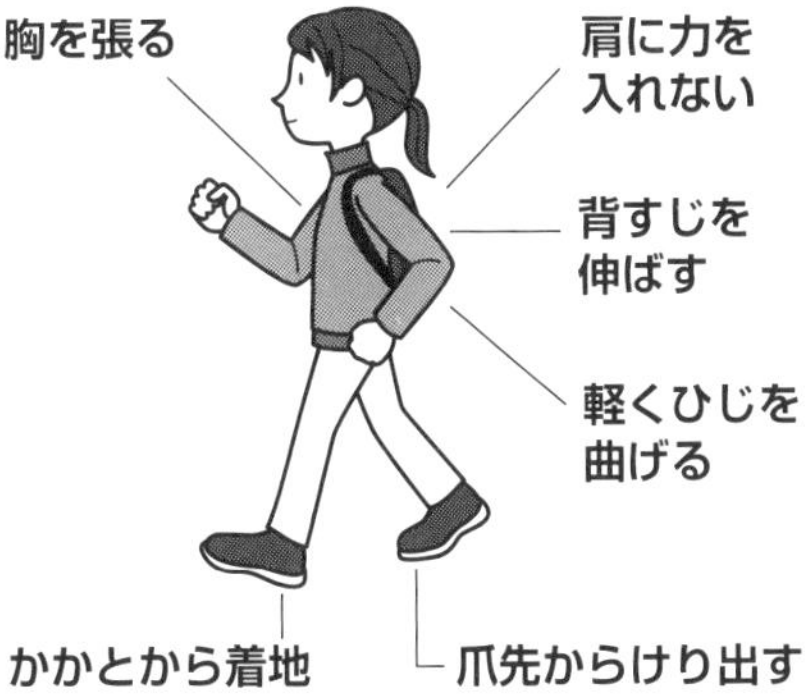

歩きだしたらゆっくり口から息を吐きながら4歩進み、次に鼻から息を吸いながら2歩進みます。

この肺活ウォーキング（次ページを参照）を毎日、電信柱10本分（約３００メートル）を目安に行うといいでしょう。体力に自信のある人は息を吐くときのスピードを少し上げると負荷が多くかかり、肺機能をより強化できます。口をすぼめて息を吐きながら横断歩道を渡り切るのもおすすめです。（奥仲哲弥）

肺機能の強化に役立つ「肺活ウォーキング」

ポイントは、歩くときに「姿勢」と「吐く呼吸」を意識すること。

姿勢

- 肩に力を入れずに胸を張り、背すじを自然に伸ばす。
- 軽くひじを曲げて腕を前後に振りながら、爪先からけり出し、かかとから着地する。

① 歩きだしたらゆっくり口から息を吐きながら4歩進む。

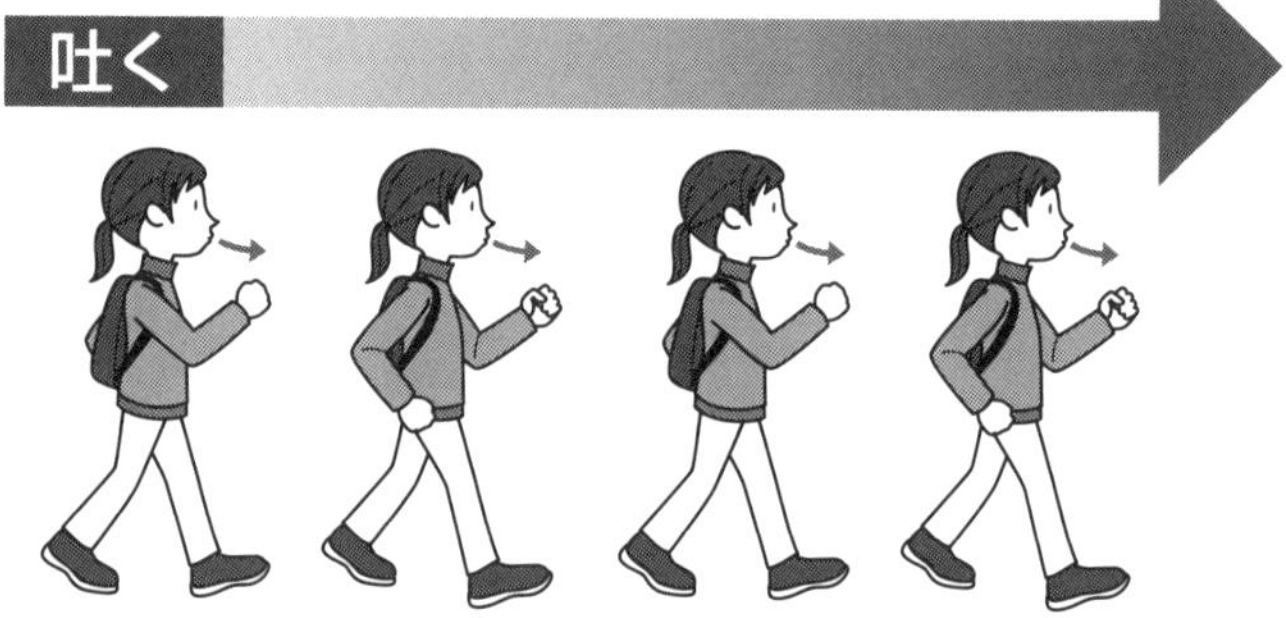

② 鼻から息を吸いながら2歩進む。

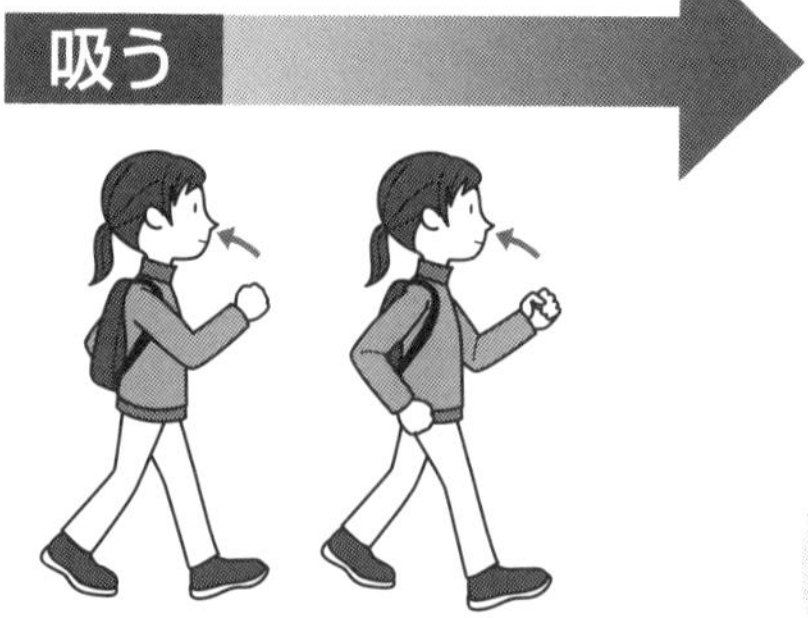

③ ①②をくり返す。

※毎日、電信柱10本分（約300メートル）を目安に行うといい。

Q121 肺炎予防に免疫力アップ法が重要と聞きますが、簡単な方法はありますか？

細胞が合成や分解などの代謝を行うためには、さまざまな酵素（体内の化学反応を助ける物質）が必要です。酵素の働きが悪くなると、体内に侵入してきた細菌やウイルスなどの異物と闘う免疫細胞の働きも鈍くなります。

酵素には最も活発に働ける体温があり、成人で37℃前後といわれています。そして、体温が１℃下がっただけでも、酵素の働きは低下します。

したがって免疫力を向上させるためには、体を冷やさない、つまり体を温めることが有効です。体温の調整をしているのは活動時に優位になる交感神経と休息時に優位になる副交感神経の二つの自律神経です。これらのバランスを乱さないことも免疫力を向上させるうえで大切なポイントです。

そこでおすすめなのが38～40℃くらいの少しぬるめの湯につかる入浴です。熱い湯だと長くつかっていられないので、体表面しか温めることができません。しかし、この入浴法なら長くつかれるので体を芯《しん》から温められます。また、日中、仕事のストレ

肺炎予防のために免疫力をアップしよう

入浴で体を温める

運動で筋肉増強

・肺活ウォーキング
・スクワット　など

栄養バランスのいい食事

腸内環境を整える乳製品や食物繊維をとることも意識する。

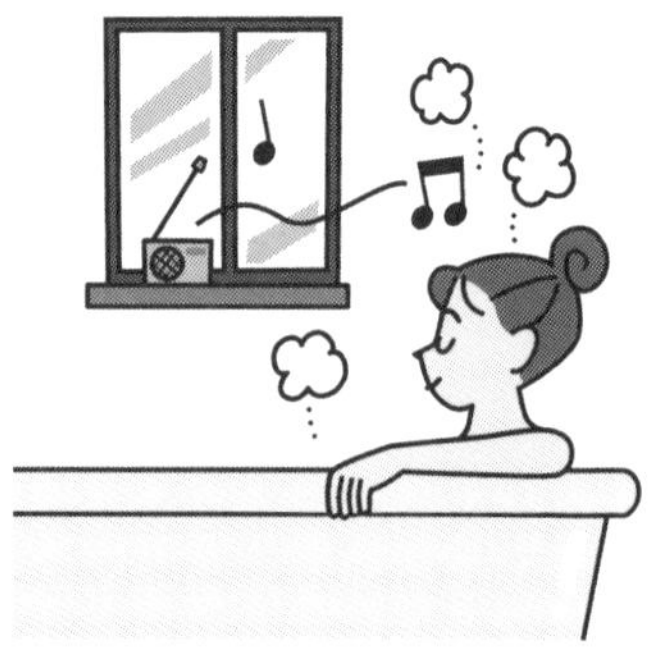

スなどで交感神経が優位に傾いていますが、ぬるめの湯につかることで副交感神経を優位にさせることができ、自律神経のバランスが整います。

また、体温のもととなる熱の30～40％は、筋肉で作られます。筋肉が減少すると体温の低下をもたらすので、肺活ウォーキング（Q120を参照）やスクワットなどの運動で筋肉増強に努めましょう。

免疫力アップには食事も大切です。栄養バランスのいい食事を心がけ、さらに腸内環境を整えることを意識した食事をとるといいでしょう。食べ物と直接ふれる腸は、全身の免疫細胞の6～7割が集まる、体内最大の免疫器官だからです。乳製品や食物繊維など腸内の善玉菌を増やす食品を意識してとることもおすすめです。

（奥仲哲弥）

Q122 肺炎を防ぐために服装面で気をつけるべきことはありますか？

冬場、厚着をして汗をかくと体温が奪われて体が冷え、カゼを引きやすくなります。特に体力が低下している高齢者の場合、カゼをこじらせて肺炎を合併しやすくなります（Q42を参照）。

最近は温暖化が進み、以前のように気温が著しく低くなることは少なくなっています。また、暖房が普及して、冬でもそれほど寒くなくなっています。室内であれば何枚も洋服を重ね着するより、暖かい下着の上にセーター1枚を着る程度でも寒くはないかもしれません。**気温や室温に合わせて脱着ができる服装**がいいでしょう。

ダウンジャケットに使われる羽毛がアレルゲン（アレルギー反応を起こす原因物質で抗原ともいう）となってアレルギー性肺炎（正確には鳥関連過敏性肺炎という。Q15を参照）を起こす人がいます。その場合は、ダウンジャケットの着用をさけてください。

なお、羽毛布団がアレルギー性肺炎のアレルゲンになることもあります。その場合は羽毛布団の使用をやめましょう。

（奥仲哲弥）

肺炎
誤嚥・新型コロナ・COPD
呼吸器・感染症の名医が教える
最高の防ぎ方・治し方大全

2021年1月19日　第1刷発行

編集人	田代恵介
シリーズ統括	石井弘行　飯塚晃敏
編集	わかさ出版
編集協力	オーエムツー／荻 和子　梅沢和子
装丁	下村成子
DTP	赤坂デザイン制作所
イラスト	宮城あかり　前田達彦　魚住理恵子　和田慧子
発行人	山本周嗣
発行所	株式会社文響社
	〒105-0001　東京都港区虎ノ門2丁目2－5共同通信会館9階
	ホームページ　https://bunkyosha.com
	お問い合わせ　info@bunkyosha.com
印刷・製本	中央精版印刷株式会社

ISBN 978-4-86651-330-0

本書は専門家の監修のもと安全性に配慮して編集していますが、本書の内容を実践して万が一体調が悪化する場合は、すぐに中止して医師にご相談ください。また、疾患の状態には個人差があり、本書の内容がすべての人に当てはまるわけではないことをご承知おきのうえご覧ください。